# 치매를 받아들이는 문화와 생활 만들기

저자 다카하시 유키오(高橋幸男)
역자 박상운

도서출판 신일북스

## 역자 소개

## 박상운

- 1983년 경북대학교의과대학 졸업, 경북대학교 대학원 의학박사
- 경북대학교병원 정신과수련, 전문의 취득
- 1993년 대동병원 개원
- 전) 대한신경정신과의학회 대구경북지부 학회장, 대한적십자사 대구지사장
- 현) 대동병원 원장, 한국조건반사제어법연구회 회장
- 역서 : '정신건강의학과 데이케어 매뉴얼'(학지사, 2019), 'SMARPP-24 물질사용장애 치료프로그램'(신일서적, 2023), '조건반사제어법 입문'(신일서적, 2023)

# 역자 서문

자매병원인 삿포로 호토스테이션의 하세가와 원장으로부터 다카하시 유키오 원장님을 소개 받았다. 시마네현 이즈모시에서 치매 데이케어로 유명하다며, 견학을 권유 받았었다.

이를 계기로 이 책을 읽게 되었고, 일본 학회에서 한번 만나 뵙게 되었다.

일상진료에서 늘 치매환자를 접하면서도, 내가 가진 생각이 오해와 편견이었다는 것을 알고 내심 깜작 놀라게 되었다. 고령화 사회가 되면서, 특히 90대에서는 60% 이상 발생하는, 노화로 봐야 한다는 내용과, 어떻게 평온하고 자연스럽게 가족들과 함께 지낼지를 고민해야 한다는 주장은, 나의 진료 방향을 바꾸게 만들었다.

즉 치매에 동반되는 행동 및 심리증상을 약으로 조정하는 것 위주로 생각했던 여태까지의 사고 방식을 바꾸어, 그런 증상을 보이는 메커니즘을 생각해 보게 된 것이다.

어떻게 보면 정신과의사로서 당연한 내용이, 치매 진단이 내려진 환자에게는 예외적으로 대해온 사실에 부끄러움을 느끼게 되었고, 이 책을 번역하여, 내가 받은 충격을 공유하고자 하는 마음이 들었다.

평소 농담 삼아 노인의 정의는 나보다 10세 이상인 사람을 말한다고 해왔는데, 다카하시 선생님은 나보다 8세 위인 분이다.

여전히 정력적으로 병원을 운영하시고, 이 책의 한국 출판을 기꺼이 허락하셨고, 책이 나오면 자신의 병원을 방문하기를 바라시며, 식사 대접을 하겠다고 하신다.

일본의 구석구석에는 이런 분들이 참 많다고 느끼게 되며, 부러운 마음이 앞선다.

이 책이 치매를 대하는 의사, 간호사, 사회사업가, 심리사, 작업치료사 등등, 또한 함께하는 가족 분들에게 조금이라도 이해에 도움이 되었으면 하는 마음이다.

2025년 9월　역자 박상운

# 서문

새 오렌지 플랜에서 강조된 것처럼, 치매에 걸린 후에도 치매 환자의 의사가 존중되고 그 사람이 그 사람답게 살아갈 수 있도록 하기 위해, 국가적으로 다양한 정책이 시행되고 있다. 예를 들어, 치매 서포터 양성은 가장 중요한 정책 중 하나로 간주되고 있다. 치매 서포터는 「치매에 대한 올바른 지식과 이해를 가지고, 지역사회에서 치매 환자와 그 가족을 가능한 범위 내에서 돕는」 (후생노동성 홈페이지 참조) 사람이다. 그리고 「치매」와 「치매 환자」에 대한 올바른 이해와 대처 방법을 배운 치매 서포터가 한 명이라도 더 늘어나는 것이, 지역케어 수준을 높이는 원동력이 된다고, 말해지고 있다. 그 양성된 인원수는 확실히 증가하여, 이미 전국적으로 약 1,300만 명(2020년 12월 1일 현재)의 서포터가 생겨나고 있으며 지금도 증가하고 있다.

하지만 이렇게 많은 치매 서포터가 양성 되었음에도 불구하고, 현실에서는 치매에 대한 부정적인 이미지가 거의 변하지 않고 있으며, 치매를 앓으며 살아가는 것은, 본인뿐만 아니라 가족이나 주변 사람들에게 여전히 힘든 상황이 계속되고 있다. 치매 서포터가 수적으로만 늘어났을 뿐, 기대했던 만큼의 효과가 나타나지 않는 이유는, 결국, 오해나 편견을 없애는 데까지 치매에 대한 이해가 이르지 못했기 때문이라고 생각한다. 이해가 진전된 것은 「치매」라는 "질병"에 대해서일 뿐, '치매 환자'에 대한 진정한 이해는 여전히 불충분하다. 치매 환자가 일상에서 어떻게 살아가고 있는지, 그들은 자신이 앓고 있는 병에 대해 어떤 생각을 가지고 있는지, 주변 사람들에 대해 어떤 감정을 가지고 있는지, 나아가 치매 환자와 주변 사람들 간의 관계는 어떻게 되어 있는지 등에 대해서는, 깊이 이해되지 않고 있다. 이러한 치매 환자의 생활이 제대로 이해되지 않기 때문에, 치매에 대한 오해와 편견이 사라지지 않고, 치매 환자와 가족을 어떻게 대하고 지지해야 할지 잘 모르는 상황이 지속되고 있다.

이러한 상황 속에서 치매 당사자들이 목소리를 내기 시작했고, 2014년에 일반사단법인 일본 치매 당사자 워킹그룹(JDWG)이 발족되었다. 이 단체의 활동 목적은 「치매에 걸린 후에도 희망과 존엄을 가지고 계속해서 살아갈 수 있으며, 보다 나은 삶을 영위할 수 있는 사회를 만들어 가자」는 것이다.

그 후 2018년 6월에는 「치매 환자의 일상생활, 사회생활에서의 의사 결정 지원 가이드라인」이 만들어졌다. 또한 치매 환자와의 공생 사회를 목표로 2019년 6월에는 치매 정책 추진 대강이 정리되었다. 그러나, 우리가 목표로 하는 "산 정상"까지는 아직 상당한 시간이 걸릴 것이라고 생각한다.

JDWG의 활동 목적에 있듯이, 치매에 걸린 후에도 희망과 존엄을 가지고 계속해서 살아가기 위해, 우리는 치매에 대해 무엇을 알고, 어떻게 대응해야 할까! 치매 환자의 의사가 존중되고, 치매 환자뿐만 아니라, 가족에게도 살기 좋은 사회, 바로 치매 환자와의 공생 사회를 희망하며 이 책을 출간하게 되었다. 이 책은 치매 "환자"와 그 가족을 생각하고, 의료나 케어에 관심 있는 모든 분들이 읽어주길 바라며, 특히 치매 환자와 그 가족과 접할 기회가 많은 케어 매니저분들에게, 최소한의 지식으로서 읽어주셨으면 한다. 읽는 방법으로는, 「사례집」부터 먼저 읽어보는 것도 좋을 것이다.

참고로, 이 책에서는 치매라는 질병에 대해 일부러 설명하지 않았다. 어디까지나 치매 환자와 가족의 생각을 소중히 여기고, 치매 환자와 살아가는 관점에서 쓰여졌다.

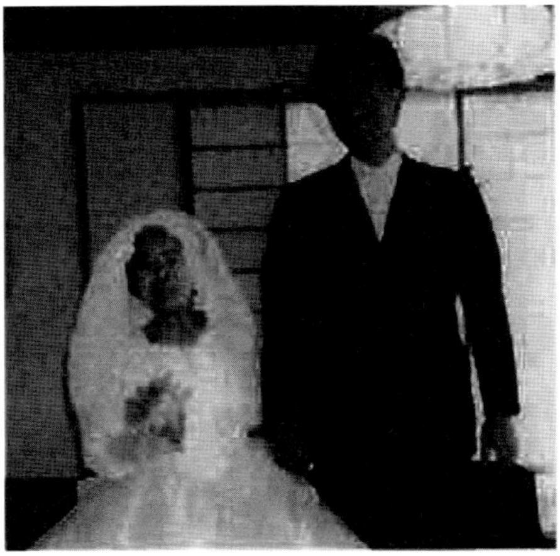

오야마의 집에서 즉흥극으로
진행된 결혼식.
오른쪽이 저자.

## 다카하시 유키오(高橋幸男)

정신과 의사, 의료법인 에스포아르 이즈모 클리닉 이사장 및 원장. 1948년, 시마네현 이즈모시 출생. 1974년 도호쿠대학 의학부 졸업 후, 이와테현립 남광병원, 돗토리대학 의학부 부속병원을 거쳐, 1984년 오키병원 정신과 의국장, 1987년 시마네현립 고료 병원 의국장, 1991년 4월 에스포아르 이즈모 클리닉을 개원. 1993년 3월 중증 치매 환자 DC 시설 "오야마의 집"을 병설하였고, 이후, 소규모 다기능형 가정간호 시설 "온보라토"와 치매 노인 그룹홈 "오치라토"도 개설. 시마네대학 의학부 임상 교수, 일본 노년 정신의학회 특별회원 등도 역임. 저서로는 『빛나는 생명을 안고 「오야마의 집」의 치매 케어』, 『치매는 두렵지 않다 올바른 지식과 이해에서 탄생하는 케어』(모두 NHK 출판 발행)가 있음.

◎ 에스포아르 이즈모 클리닉
〒693-0051 시마네현 이즈모시 오야마마치 361-2
전화: 0853-21-9779

# 목 차

역자 서문 — 6

서 문 — 3

치매에 대한 오해와 편견 — 노망든 사람이란 치매에 대한 관점에 대하여 — 16

치매 환자의 불안과 괴로움의 실체 — 18

치매의 경과에 나타나는 심리사회적 특징 — "메커니즘"에 대하여 — 20

건망증이 심해지고 불안감을 느끼기 시작하는 시기 — 22

대화와 역할 상실로 연결고리를 잃고 의지할 곳이 없어진다 — 23

치매 환자는 무서운 얼굴로 '혼나는' 스트레스를 받는다 — 26

"누구나 빠지기 쉬운 메커니즘"— BPSD 발현의 메커니즘 — 28

치매 환자와의 관계를 잃지 않기 위한 접근법 — 30

감사의 말을 잊지 않고 미소를 지으며 말을 거는 것이 중요하다 — 31

핵심 증상(잘 못하게 되는 것)을 받아들이고
지적을 줄인다 —— 33

할 수 있는 일을 하게 하고 칭찬하며
감사의 마음을 전한다 —— 35

데이케어나 Day Service 등의 이용 —— 36

가정에서의 생활이 어려운 경우 —— 38

혼자 사는 경우 —— 39

**사례집**

사례 1 '주객전도', '감사'라는 문구를 붙인
알츠하이머 치매 환자 A 씨 —— 44

사례 2 딸을 도둑놈이라고 불렀다. 도둑질 망상
알츠하이머형 치매 환자 B 씨 —— 47

사례 3 며느리나 손자를 공격하는 물건 도난
망상을 가진 알츠하이머형 치매의 C 씨 —— 52

사례 4 질투 망상을 가진 알츠하이머형 치매의 D 씨 —— 54

사례 5 매일 밤 성행위를 요구하는 알츠하이머형
치매 환자 E 씨 —— 57

사례 6 성적 행위를 빈번하게 요구하게 된
루이소체형 치매 환자 F 씨 —— 61

사례 7 인물 오인 망상과 질투 망상을 나타낸 알츠하이머형 치매의 G 씨 ——— 64

사례 8 남편을 오인해 남편을 집에서 내쫓는 혈관성 치매의 H 씨 ——— 68

사례 9 피해망상을 호소한 알츠하이머형 치매 환자 I 씨 ——— 72

사례 10 "집에 가겠다"는 망상을 말하기 시작한 알츠하이머형 치매 환자 K 씨 ——— 72

사례 11 배회 자살미수를 일으킨 알츠하이머 치매 M 씨 ——— 78

보충 1 신문 보도된 치매 가족의 동반 자살의 한 예 ——— 83

보충 2 BPSD와 공격성에 관한 고찰 ~ 특히 폭력·돌아가고자 하는 망상·배회 ——— 88

요 약 ——— 93

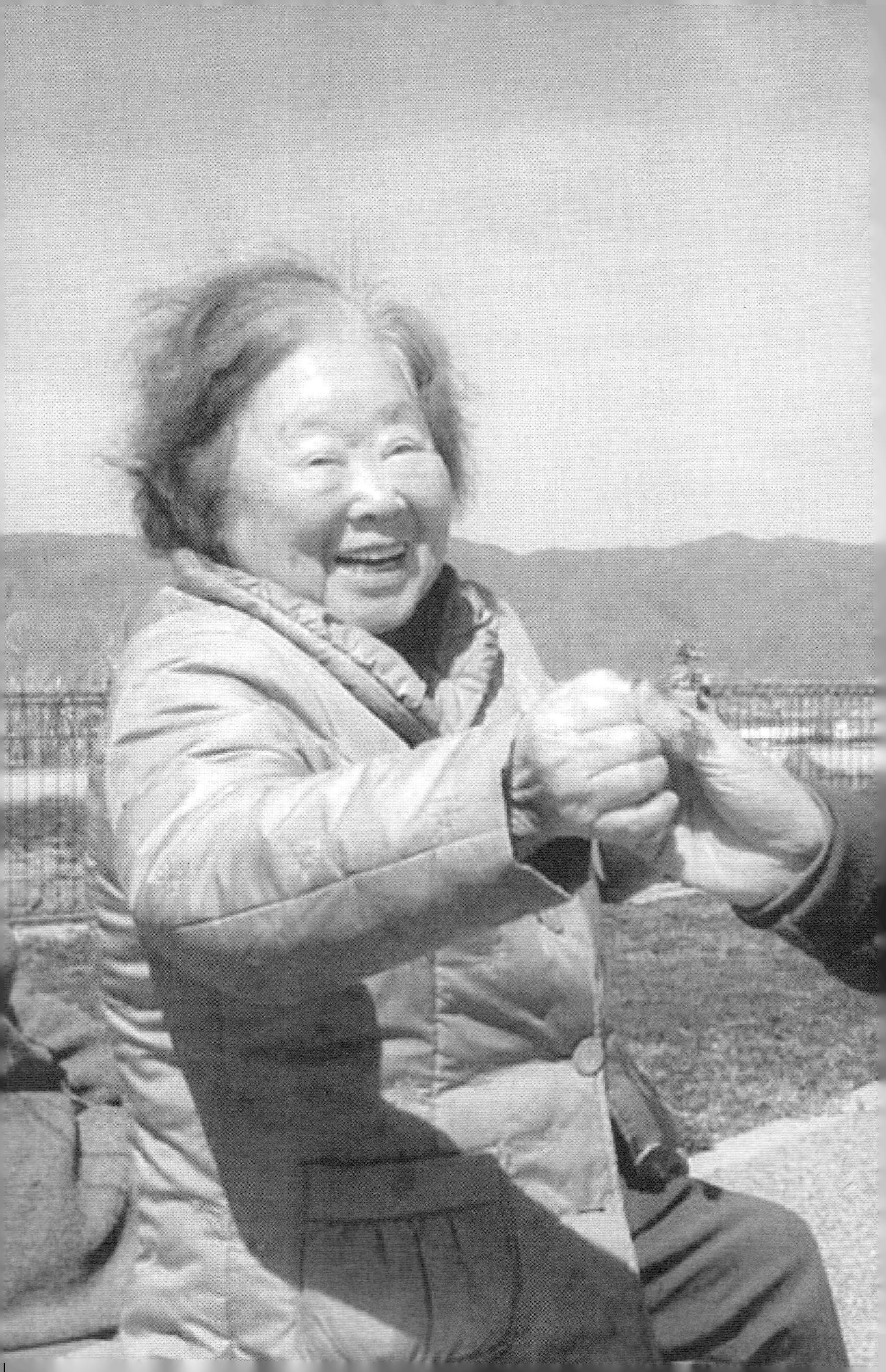

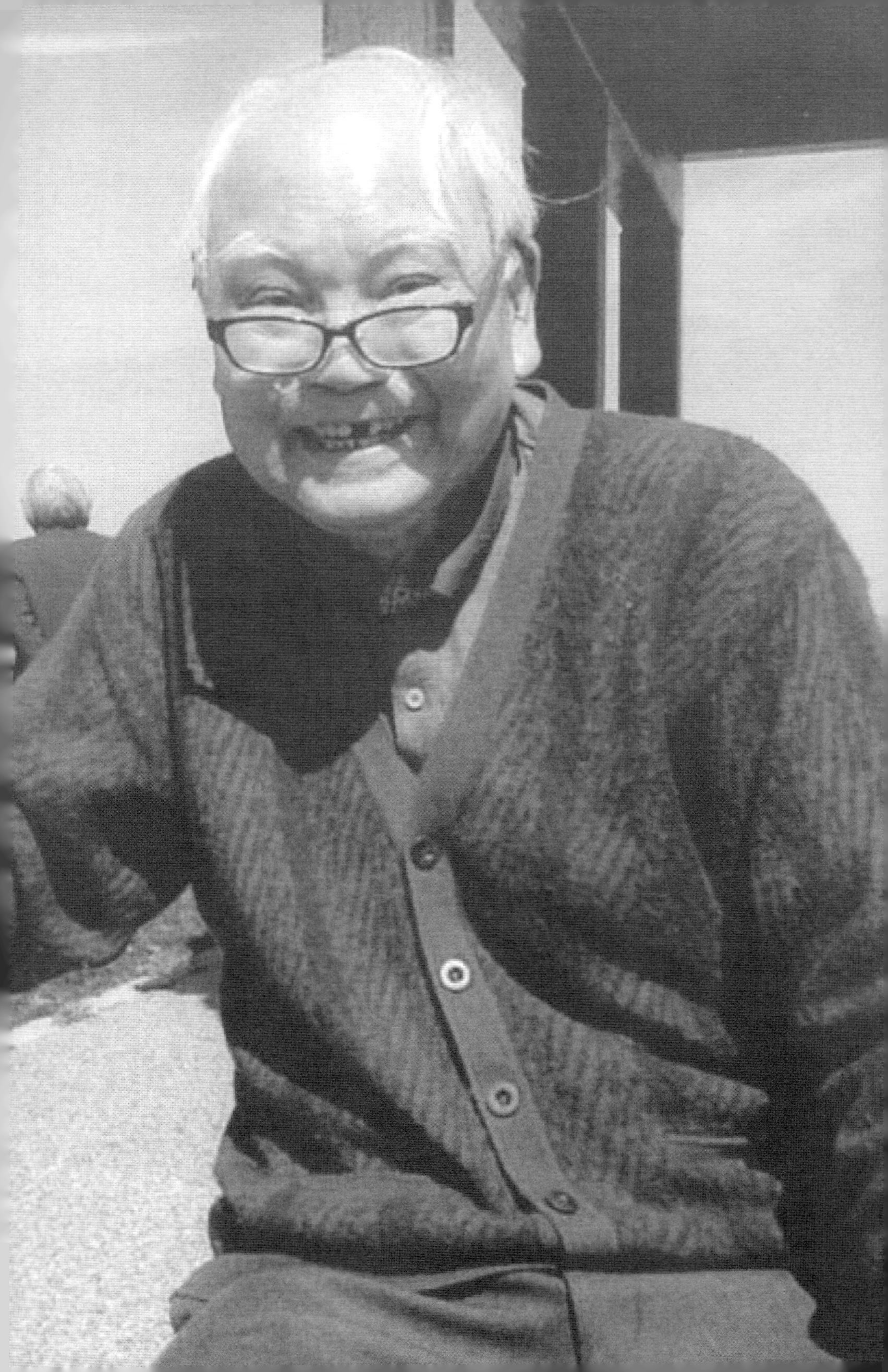

# 치매를
# 받아들이는
# 문화와
# 생활 만들기

## 치매에 대한 오해와 편견 — 『노망든 사람』이란 치매에 대한 관점에 대하여

치매를 이해하려고 할 때, 무시할 수 없는 것은 치매에 대한 오해와 편견에서 비롯된 부정적인 이미지이다. 치매에 걸린다는 것은 고혈압이나 당뇨병에 걸리는 것과는 다르다. 치매에 대한 부정적인 이미지 때문에, 치매 환자와 그 가족은 매우 힘들고 불안한 나날을 보낼 수밖에 없다.

치매에 대한 오해와 편견이란, 간단히 말해, 「치매는 "모든 것을 이해하지 못하게 되는 비극적인 병"이며, BPSD (Behavioral and Psychological Symptoms of Dementia = 행동 및 심리 증상)와 같은 이상한 말과 행동을 보이며 사람들에게 피해를 주는 병」으로 여겨진다는 것이다. 이는 약 50년 전 큰 인기를 끌었던 소설 『노망든 사람』(아리요시 사와코 저)에 묘사된 치매의 모습이다. 이로 인해 치매는 부끄럽거나, 무서운 병으로 받아들여져, 본인에게는 "걸리고 싶지 않은 병", 가족이나 주변 사람들에게는 "걸리면 안되는 병"으로 인식되고 있다. 이러한 『노망든 사람』이란 치매에 대한 관점은 그 시기부터 현재에 이르기까지 일본인의 마음 깊이 뿌리내려, 부정적인 이미지의 근거가 되어왔다.

우리는, 30년에 걸쳐 오야마의 집(중증 치매 환자 데이케어 시설)이나 외래 진료에서 BPSD를 가진 수많은 치매 환자와 마음을 나누는 만남을 계속해왔고, 치매 환자들로부터 매우 많은 것을 배웠다. "오야마의 집"을 개설하고 곧바로 통원하기 시작한 치매 노인이, 우리가 생각했던 것보다 훨씬 더 자신과 주변 상황을 이해하고 있다는 것을 알고, 놀랐으며, 마음이 긴장되는 느낌이 들었다. 그때까지, 자신이 '노망든 사람이란 치매에 대한 관점'을 가지고 있었기 때문이다. 그뿐만 아니라, 치매에 걸린다는 것이 매우 불안하고, 외롭고, 고통스러운 상태라는 것을 알고 경악했다. 그때까지의 저의 진료 스타일은, 치매 환자의 마음을 받아들이지 않고, 간호에 지친 가족의 호소를 듣고, 가족을 위해 BPSD를 약으로 억제하려는 것이었다. 약의 부작용이 적고 BPSD가 경감되면, 그것이 최선의 의료라고 생각하고 있었다. 그러나, "오야마의 집"을 개설하면서, 치매 환자의 고통스러운 마음의 세계를 엿보게 되어, 마음을 다잡는 경험이 되었다.

## 치매 환자의 불안과 괴로움의 실체

우리는, 오야마의 집에서의 경험을 통해, 치매 환자의 불안과 괴로움을 알게 되었지만, 그 불안과 괴로움의 실체는, 무엇보다도 치매 환자 자신이 가지고 있는 부정적인 이미지로 인해, 앞으로 어떻게 될까라는 불안과, 두려움, 그리고 조금씩 진행되는 핵심 증상(지금까지 정상적으로 할 수 있었던 일들이 점점 어려워짐)에 매일 직면하는 것에 대한 당혹감, 슬픔, 당황스러움이다.「뇌가 망가져 간다」,「치매는 위협이다」라고 말하는 사람도 있지만, 치매에 걸리면, 우울해지고, 자신감을 잃는 사람도 드물지 않다.

예를 들어, 알츠하이머 치매를 앓고 있는 한 사람은, 건망증이 심해져서 미래에 대한 불안감을 느끼고 있었는데, 어느 날 아침 자택에서 깨어났을 때, 자신이 어디에 있는지 알 수 없는 공포에 휩싸였다고 한다. 가족들과 상의하여, 저희 병원을 찾게 되었는데, 자신감을 잃고 우울해하는 모습을 보였다.

하지만, 치매 환자들의 말과 행동을 주의 깊게 관찰하다 보니, 치매 환자들은 그 이상으로 불안하고 힘들어하는 것을 알 수 있었다

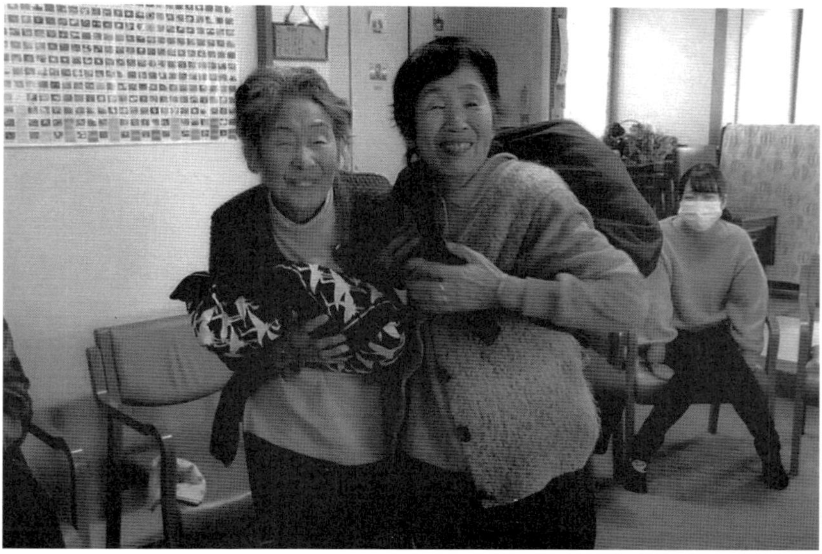

그것은 치매가 진행되는 과정에서, 자신과 가까운 주변 사람들과의 관계성이, 치매에 걸리기 전과는 다른 상황이 되어 불안하고 힘들어하는 것이었다. 많은 치매 환자들이 그 변화에 대해 고민하고 당황하는 경우가 많았지만, 그 경향은 BPSD가 있는 환자들에게서 두드러지게 나타났다.

예를 들어, 알츠하이머 치매를 앓고 있는 한 할머니는, 오야마 집에 다니면서, 처음부터 자신의 물건을 잊어버리는 것에 대해 절망적인 불안을 토로했다. 하지만, 데이케어가 끝나고 집으로 돌아갈 시간이 되면, 「집에 가면 혼자여서 외롭다」고 자주 중얼거렸다고 한다. 집에 돌아가면 경로효친 사상이 풍

부한 아들 부부와 손자 손녀들에 둘러싸인 생활이 있을 텐데, 마치 가족이 없는 것 같은 호소였다. 그 외에도, 가족에게 둘러싸여 있으면서도 「외롭다」고 신음하듯 중얼거리는 분들도 있었다.

이런 호소를 여러 차례 경험하면서, 치매라는 병을 앓는다는 것은, 가까운 사람과의 관계를 끊고, 가족에게 둘러싸여 있으면서도 고립되고 외로워지고, 그동안 의지할 수 있었던 가족이 곁을 떠나게 되는 경우도 드물지 않다는 것을 알게 되었다. 그리고 그러한 상황이 치매 환자의 불안과 고통을 증폭시킨다는 것을 알게 되었다.

## 치매의 경과에 나타나는 심리사회적 특징 — "메커니즘"에 대하여

현재 치매에 걸린다는 것은, 치매가 진행됨에 따라 가까운 사람과의 관계가 끊어지고, 의지할 곳 없는 존재가 되는 것이며, 그로 인해 불안과 괴로움이 더욱 심해진다는 것을 알았다. 하지만 많은 치매 환자의 말을 듣고, 경과를 지켜보면서, 치매로 진행되는 과정에는, 대부분의 경우 공통적으로 나타나는 심리사회적 특징이 있음을 알 수 있었다. 그것은, 앞서 언급한 '노망든 사람'이란 치매에 대한 관점을 가진 주변 사람들의 언행에 대한 치매 환자의 급성 스트레스 반응의 양상을 보여주었다. 우리는, 이러한 심리사회적 특징을 "메커니즘"이라고 부르는데, 치매 환자와 가족의 불안과 고통을 이해하고, BPSD의 발생 메커니즘과 대처 방법을 포함하여, 치매 환자와 가족에 대한 지원을 생각할 때 중요한 관점이 될 수 있다고 생각한다.

또한, 지금까지 치매 환자는 십인십색으로 살아간다는 말이 있듯, 치매 환자가 보이는 BPSD 등의 어려움에 대한 케어도 십인십색으로 받아들여져, 개별적인 경험이 중요하게 여겨져 왔다. 일본치매케어학회가 발족한 지 20년이 넘었지만, 치매케어론은 아직 일반화되지 않았다. 치매 환자의 마음을 존중한다는 이념 아래 개별성을 중시하는 것은 중요하지만, 결국 보편화되지 못하고 경험주의의 영역을 벗어나지 못하고 있다고 생각한다. 그런 의미에서 "메커니즘"은 많은 치매 환자의 BPSD를 이해하고 대응하는데, 기본적으로 공통된 관점을 가능하게 하는 것이라고 생각한다. 치매 환자와 관계하는 모든 분들에게 참고가 될 수 있을 것 같아 아래와 같이 소개한다.

## 건망증이 심해지고 불안감을 느끼기 시작하는 시기

경도인지장애(MCI)에서 치매 발병 초기에 해당하며, 대부분 이전보다 건망증이 심해진 상태를 말한다. 본인은 자각하는 경우가 많지만, 인정하지 않으려는 사람도 있다. 하지만, 가족 등 주변 사람들은, 이전보다 건망증이 심해졌다는 것을 알게 된다. 잊어버리는 일이 많아졌다거나, 같은 말을 반복해서 하는 등의 상태이다. 이 시기는, 아직은 심각도가 낮은 시기이지만, "노망든 사람"이란 치매에 대한 관점이 강한 사람은 치매의 끝을 생각하며 슬퍼하게 되고, 한편 "노망든 사람"이란 치매에 대한 관점이 강한 가족일수록, 건망증을 경계하기 시작하며, 건망증을 지적하기 시작할 때 잊어버린 것을 지적하기 시작할 시기다. 치매에 걸리고 싶지 않다는 생각이 강한 치매 환자일수록, 지적에 반응하여 짜증이 생기게 된다. 이 시기부터 「혼나고 있다」고 생각하게 되는 경우도 드물지 않다. 치매 진단을 받고 한 달 후 내원한 알츠하이머 치매 환자의 남성은, 「매일 매일 집사람에게 혼나기만 해요, 아하하하하」라며 자조 섞인 웃음을 지었다. 부인은 「혼낸 적도 없는데」라고 말했다고 한다.

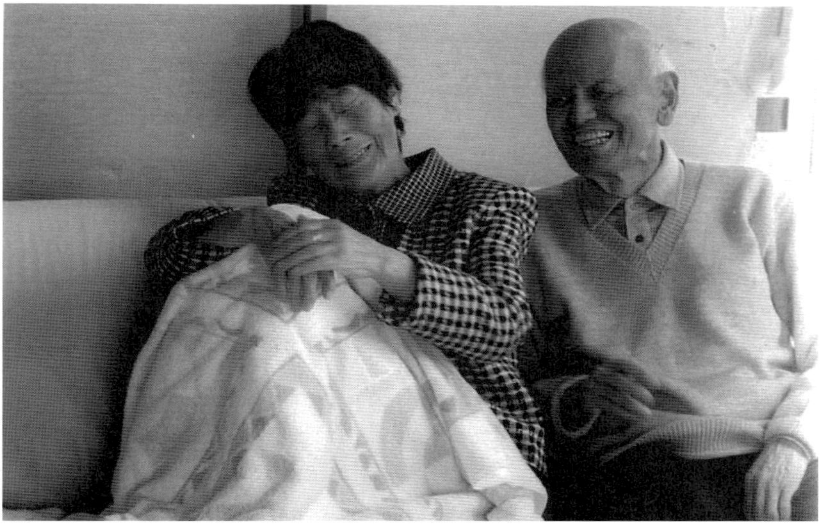

## 대화와 역할 상실로 연결고리를 잃고 의지할 곳이 없어진다.

치매가 발병하여 중등도 이상이 되면, 핵심증상으로 인해 생활상의 불편함이나 실패를 경험하게 되는데, 가장 큰 불편함은, 말을 제때에 사용하지 못하는 것이다. 치매 환자는, 말을 하려고 해도 단어가 떠올리기 어려워지고, 말을 하려고 하면 내용을 잊어버리는 경우가 많아지고, 대부분 타인과의 대화 속도를 따라잡지 못하는 경우가 많다.

오야마 집에서는, 치매를 앓고 있는 본인에게 수기를 쓰게 하고 있다. 거기에는 주변과의 대화를 따라가지 못하고 「쫓기는 것 같다」, 「지금 당장 서두르면 곤란하다」고 적고 있는 분이 있었다. 가족이나 친구에게 편하게 이야기(상담)할 수도 없고, 치매에 대한 두려움과 핵심 증상의 진행으로 인한 괴로움, 불안감과 함께 초조함을 느끼게 된다. 다른 사람과의 의사소통이 원활하게 이루어지지 않아 급속히 고립감, 외로움을 느끼게 되고, 외로움이 심해지는 시기이다.

타인과의 소통이 원활하지 못하면, 타인과의 관계가 소원해지기 시작하고, 주변 사람들이 치매에 걸렸다고 판단할 즈음에는, 친구나 이웃과의 관계도 끊어지는 경우가 많다. 치매 환자 자신도 「이런 자신의 모습을, 다른 사람에게 보여주고 싶지 않다」는 부끄러움을 느끼는 경우도 있어, 은둔하는 경향이 있어 사회적 관계는 급속히 끊어지는 것이 보통이다. 이 상태를 '사회적 죽음'이라는 말로 표현한 학자도 있다.

이러한 현상은, 가정에서도 일찍이 나타난다. 가족들이 모여 있는 가운데서도 말이다. 치매 환자는 자발적으로 말수가 줄어든다. 스스로 말을 하지 않는 치매 환자를, 가족들은 「(멍해져서) 말을 못 알아듣는다」고 생각하게 되고, 치매 환자에게 말을 걸지 않는 등, 대화를 유도하지 않게 된다. 말을 걸어도 엉뚱한 대답이 돌아오게 되면, 많은 경우, 가족들과 치매 환자와의 가벼운 대화는 격감하게 된다. 치매 환자 입장에서는, 가족들의 대화를 듣고 있어도, 대화에 참여하지 못해 '소외'되는 경험이 많아지고, 대화에 끼어들지 못하고 혼자 남겨진 듯한 느낌을 갖게 된다. 어떤 사람은 「소외당하고 있다」고 말했지만, 가족 안에 있어도 고립감, 외로움이 날로 커져가고, 어느새 치매 환자들은, 사랑하는 가족과 함께 있어도 유대감이 약해져, 소외된 상태에 놓이게 되는 것이다. 의지할 곳 없는 치매 환자는 '혼자다', '외롭다'라고 중얼거린다고 한다.

치매 환자의 외로움은 치매에 걸리면 가장 힘든 상황이라고 생각한다. 한편으로는 치매 환자는 치매의 초기 단계부터 '할 수 없는 사람'으로 간주된다. 그동안 맡아왔던 역할에서 공적으로나 사적으로나 배제되기 쉽다. 불을 잘 못 다루어 주부의 자리에서 쫓겨나는 사람, 집에서 '대들보'나 '윗자리'라는 역할과 지위를 잃는 사람들도 드문 일이 아니다. 많은 치매 환자들은 주연에서 조연으로 전락할 수밖에 없다. 역할의 상실은 자신감을 잃게 하고, 자부심과 자존감을 떨어뜨려 자신의 존재가 더욱 불안정해진다.

## 치매 환자는 무서운 얼굴로 '혼나는' 스트레스를 받는다.

가까운 사람들과의 관계를 끊고, 고립되어 외롭고 쓸쓸한 존재가 된 데다, 자부심과 자존감을 잃어가는 치매 환자를 어떻게 대할 것인가가 가장 중요한 과제이다. 하지만, 대부분의 경우, 가족 등 주변 사람들은 이러한 상황을 이해하지 못하는 경우가 많다. 오히려 치매 환자 입장에서는 힘든 대응을 하게 된다. 특히 애정이 많은 가족들은 「치매에 걸리지 않았으면 좋겠다」는 생각이 강해, 말실수나 사소한 일상 행동의 실수를, 병의 탓으로 담담히 받아들이지 못하는 경우가 있다. 치매 초기부터 슬퍼하거나, 짜증을 내면서, 격려와 염원, 비판을 담아, 「틀렸다」, 「이렇게 해야지」라고 말하면서 「확실히 하세요」라고, 세세하게 지적하는 것이 보통이다.

많은 사례에서 알 수 있듯이, 치매가 진행되는 과정에서, 치매 환자보다 간병인의 조급함이나 짜증이 더 강해지기 쉽다는 것을 알 수 있다. 치매 진단을 받은 지 몇 달이 지나면, 가족이나 간병인은 찌푸린 얼굴로 치매 환자를 격려하고 주의를 주는 경우가 많다. "왜 그렇게 무서운 표정을 짓고 있느냐"고 집사람을 향해 투덜거리는 치매 환자가 있었다. 오야마의 집

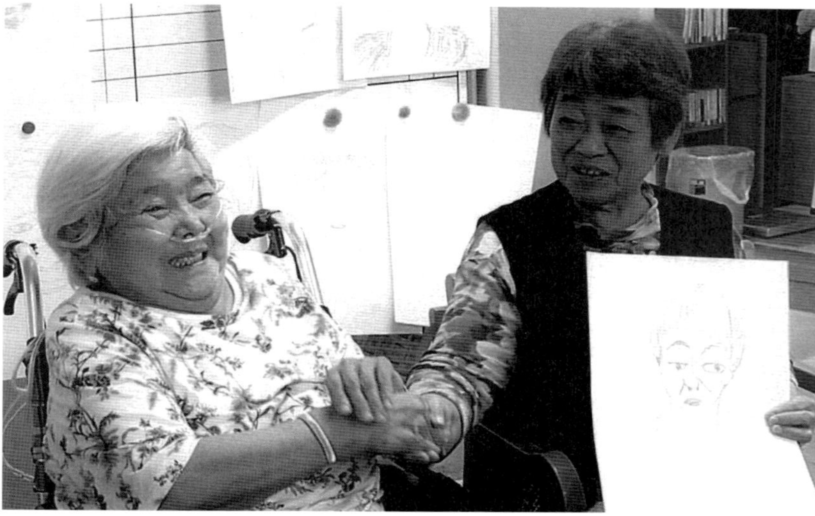

에 다니는 BPSD를 가진 치매 환자가, 간병하는 사람의 대응에 대해 '꾸지람을 당하고 있다'라고 표현했지만, 앞서 말했듯이, 많은 치매 환자들이 '꾸중을 듣는다.'라는 생각을 가지게 된다. 이로 인해 자존감은 더욱 낮아지고, 가족들은, 따돌리는건 물론 "꾸짖고 있는" 것도, "무서운 얼굴"을 하고 있는 것도 의식하지 못하는 경우가 많다.

## "누구나 빠지기 쉬운 메커니즘"—BPSD 발현의 메커니즘

치매라는 뇌의 장애를 가진 사람은, 기댈 곳 없는 상태에서 '계속 혼난다'라는 스트레스를 견디지 못한다. 혼날 이유가 없다는 듯이, 「나는 아무 잘못도 하지 않았다」고 필사적으로 호소하는 사람이 있다. 또는 이유도 없이 꾸지람과 비난을 받다 보니, 「나는 필요 없는 존재」라고 한탄하며, 「차라리 죽는 게 낫다」고 중얼거리는 사람들도 있다. 「어딘가에 버려 달라」, 「죽여 달라」고 외치는 사람도 있었다.

많은 치매 환자들이 계속 꾸지람을 들으면 자존감이 급속도로 떨어지고, 침착함을 잃고 표정이 굳어지면 주의해야 한다. 불안과 긴장이 점점 심해져, 주변의 사소한 말이나 태도가 계기가 되어, 본격적인 BPSD로 이어질 수 있다.

BPSD는 의지할 곳 없는 치매 환자의 외침(급성 스트레스 반응)이지만, 어떤 BPSD로 이어질지는, 치매 환자의 성별과 성격, 가족, 보호자의 성별과 성격, 그리고 가족관계 등을 보면, 어느 정도 예측할 수 있다. 실제로 본격적인 BPSD가 나타나면, 가족들의 당혹감은 크고, 대응에 대한 피로와 긴장감 속에서 짜증이 나고, 치매 환자에 대한 질책이 심해지게 된다. 결과적으로 BPSD가 더욱 악화되는 악순환에 빠지게 된다. 치매 환자는 물론이고, 가족들은 누구에게도 상담할 수 없고, 어떻게 해야 할지 몰라, 학대하는 경우도 있고, 간병에 지쳐, 우울증에 빠지는 경우도 적지 않다.

안타까운 일이지만, 동반 자살이나 간병 살인도 이런 흐름으로 일어나는 경우가 많은 것 같다.

그런데 치매 환자의 BPSD는 대부분, 치매가 중등도일 때까지는 활발하지만, 치매가 심해지면 BPSD가 눈에 띄지 않게 된다. 고도로 진행되면 가족들의 언행이 압도적으로 우세해지고, 치매 환자는 저항하지 못하고 우왕좌왕하다가도 포기한 듯 조용해지는 경우가 많은 것 같다. 그러나, 고도로 진행된 치매 환자도, 예를 들어 요실금조차도, "메커니즘"적인 측면에서는, 엄격한 대응에 대해 요실금하는 것으로 저항하고 있는 것처럼 보일 수도 있다. 또한 음식을 먹지 않는 고도의 치매 환자도 있었는데, 임종 시기가 아니라, 주변의 대응에 대한 단식투쟁인 경우도 있다. 또한 가족들이 「잠만 잔다」고 호소하는 치매 환자도 있다. 치매 환자 중에서는, 잠만 자는 것으로 주위의 잔소리를 피하려는 사람도 있었다.

이상으로 "메커니즘"에 대해 말씀드렸다. "메커니즘"의 전형은 알츠하이머 치매이지만, 치매의 종류(뇌의 기질적 소견의 차이)나 가족 관계의 좋고 나쁨을 떠나서 "메커니즘"에는 누구나 쉽게 빠질 수 있다. 다시 한 번 말하지만, "메커니즘"을 알면, 치매에 걸리는 과정뿐만 아니라, BPSD의 발생 메커니즘을 이해할 수 있고, BPSD에 대처하는 방법과 BPSD를 예방하고 줄일 수 있는 길이 열리게 된다. 또한, BPSD가 줄어든다는 것은 가족의 간병 부담이 줄어든다는 것을 의미하지만 "메커니즘"을 아는 것이, 사실 가족의 생활 편의성에도 도움이 된다는 점을 강조하고 싶다.

## 치매 환자와의 관계를 잃지 않기 위한 접근법

"메커니즘"에서 알 수 있는 것은, 치매 환자와의 관계는, 우선 치매 환자의 고통과 불안을 최대한 줄이고, 치매에 걸린 사람이 언제까지나 가까운 사람들과의 관계를 잃지 않고 살아갈 수 있도록 지원하는 것이다. 이미 관계를 잃어버린 상태라면, 그 관계를 되찾아 주어야 한다. 그리고 치매 환자의 존엄성을 지키기 위해서라도, 가능한 한 '혼나지' 않고 평온하게 살 수 있도록 지원해야 한다.

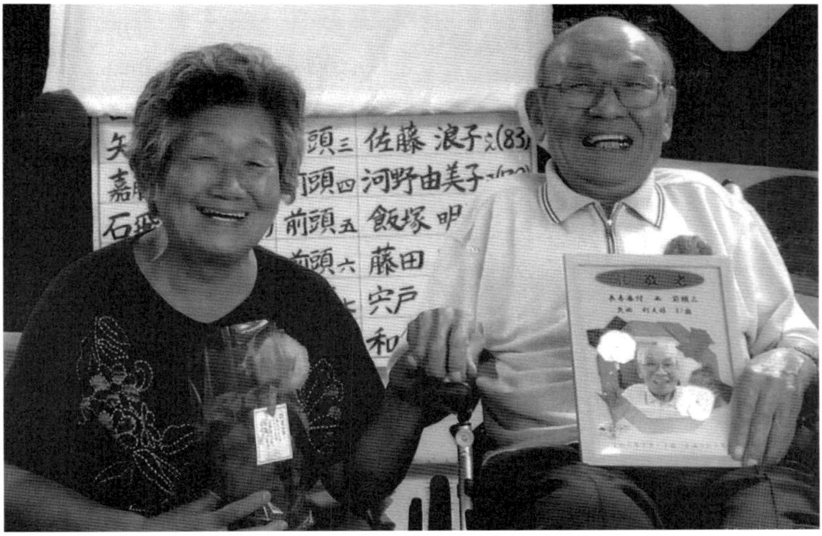


**감사의 말을 잊지 않고 미소를 지으며 말을 거는 것이 중요하다.**

먼저 치매 환자와 가족 등 주변 사람들과의 관계를 잃지 않기 위한 관계에 대해 이야기해보겠다. 치매 환자는, 가족이나 가까운 사람과 연결되어 있으면, 치매로 인한 불안과 고통이 있더라도 긍정적으로 살아갈 수 있다. 경도인지장애(MCI)의 경우나 치매 초기라면, 미리미리 대화를 해서 가까운 사람과의 관계를 잃지 않도록 마음가짐을 단단히 가져야 한다.

치매 초기의 경우, 아직은 자신의 뜻대로 할 수 있지만, 조금 더 진행되어 불편함이 생기면, 치매 환자는 스스로 능동적으로 행동하기 어려워지기 때문에, 가족 등 주변 사람들이 자연스럽게 도와주는 것이 무엇보다도 중요하다. 치매 환자의 불안을 치유하고, 치매 환자에게 의지할 만한 존재로 남고 싶다.

일본 치매 당사자 워킹그룹 회원 여러분들의 활약상을 보면서, 서로 연결되어 있고 의지할 수 있는 사람들의 지지가 있다면, 치매를 극복할 수 있다는 희망을 가질 수 있을 것이다.

치매가 조금 진행된 경우 주변에서 해야 할 일은, 가능한 한 치매 환자의 곁을 지키고, 자연스럽게 도움을 주면서, 치매 환자의 속도에 맞춰 천천히 대화를 나누어야 한다. 주변 사람들은, 가능한 한 웃는 얼굴로, 특히 감사의 말을 잊지 않고 말을 건네는데, 부드러운 미소가 담긴 표정으로 말을 건네는 것은, 치매 환자뿐만 아니라, 자신을 소중히 여기고 있다는 생각으로 이어진다.

대화하는 내용은, 치매 초기에는 일상적인 주제로도 좋지만, 초기 후반에서 중기로 넘어가면, 일상적인 이야기보다는, 날씨와 같은 가벼운 주제부터 시작해서, 치매 환자에게 그리운 옛날 이야기나 자랑거리, 고생담 등 본인의 마음에 와 닿는 것을 주제로 삼는 것이 좋다고 생각한다. 즐거운 추억 등 사진을 이용하는 것도 좋다. 만약 치매 환자가 이야기하는 내용 중, 같은 이야기가 반복되거나 사실이 아닌 것이 있더라도, 지적이나 정정은 최대한 자제하고 "흠흠흠"하고 들어주도록 한다. 치매가 상당히 진행된 경우에는, 말을 알아듣기 어려운 경우도 있지만, 일방적인 대화라도 치매 환자에게는 기쁜 일이고, 충분한 의미가 있다.

## 핵심 증상(잘 못하게 되는 것)을 받아들이고 지적을 줄인다.

다음으로, 가족 등 주변 사람들은, 건망증과 같은 핵심 증상을, 어쩔 수 없는 일로 받아들이는 것이 중요하다. 「잊어도 괜찮아. 기억해 줄 테니 괜찮아」, 「못해도 괜찮아, 함께하면 괜찮아」 등의 신호를 전달한다. 예전과 달리할 수 없게 되는 것은 당사자를 괴롭히지만, 「함께 받아들이고 함께 해나가자」고 말함으로써, 안도감을 줄 수 있다. 그리고, 치매 환자의 말과 행동의 모호함, 부자연스러움에 대해 지적하거나 수정하는 것을 최대한 자제하는 노력이 필요하다. 핵심 증상은 개선되는 것이 아니며, 치매 환자에게는 본의 아니게 지적을 받을

수록, 몰려서 BPSD로 이어지기 쉽다는 것은 분명하다. 「변해가는 모습을 인정하지 않는다」, 「(그때까지) 할 수 있는 일을 해줬으면 좋겠다」는 가족들의 한탄은 크다. 하지만, 격려하는 의도로 하는 지적도 좋은 결과가 될 수 없다고 생각해야 한다. 핵심 증상으로 인해 불편해진 행동도, 지켜봐 주었으면 한다.

배설 등의 실수가 있어도 조용히 뒷정리를 할 수 있으면 좋겠다. 그러나, 가족들이 이상적인 간병인이 되기는 어렵다. 저는, 처음에는 지적을 70% 정도로 줄여달라고 이야기한다. 그리고, 절반으로 줄이면 치매 환자의 표정이 달라지고, 차분해진다. 핵심 증상을 받아들이게 되면, 치매 환자에게는 「혼나

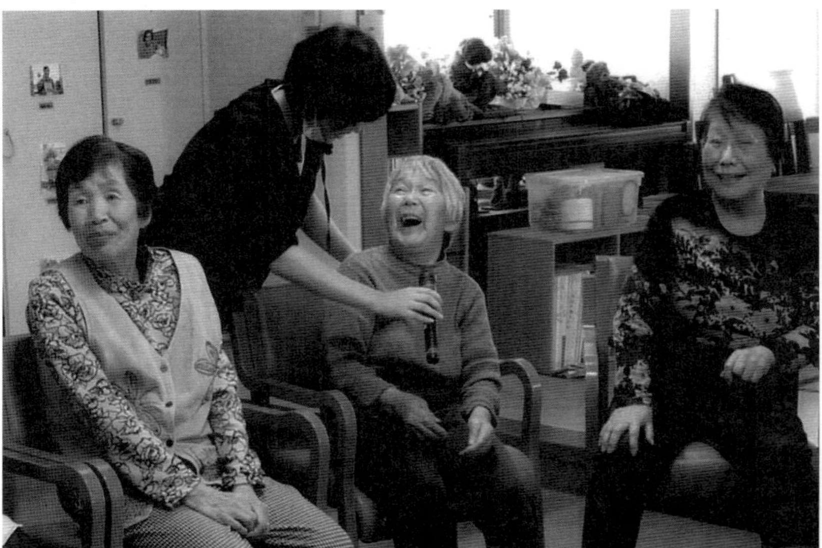

는 것」이 상대적으로 줄어들게 되고, 치매 환자의 존엄성을 지킬 수 있게 된다. 치매 환자는 차분하게 지낼 수 있고 BPSD도 완화되기 때문에, 결과적으로 가족의 간병 부담도 줄어들게 된다. 우리의 경험에 비추어 볼 때, 사례집에서도, 이런 사례는 셀 수 없을 정도로 많다.

## 할 수 있는 일을 하게 하고 칭찬하며 감사의 마음을 전한다.

치매 환자가, 주변에서 생각하는 것보다 더 많은 능력을 가지고 있는 것도 사실이다. 실제로 할 수 있는 일(일하기, 말하기, 지식 전달하기, 노래 부르기, 춤추기 등)은 많다. 그럼에도 불구하고, '할 수 없게 된 사람'으로 여겨져, 역할이 축소되기 쉽다.

하지만, 치매 환자에게 할 수 있는 일을 시키는 데는 약간의 인내심이 필요하다. 예를 들어, 저녁 식사 후 설거지를 하려는 치매에 걸린 시어머니를, 「깨끗하게 씻을 수 없으니까」라고 말리는 며느리가 있는 반면, 「(두 번 번거롭지만) 나중에 다시 씻으면 된다」는 생각을 가지고, 시어머니의 역할 의식을 소중히 여기며, 설거지를 시키는 며느리도 있다. 후자의 경우, 치매 환자의 자존심을 소중히 여기고, 동기부여가 되어, 본인에게는 기쁜 일이다. 의욕적으로 살 수 있는 생활이 있다는 것이 된다. 이때, 할 수 있는 일을 해 주면, 칭찬하고 감사하는 것이 중요하다. 그것이, 치매 환자의 자신감으로, 이어져 자존감을 높이는 것이다.

## 데이케어나 Day Service 등의 이용

그러나, 현실적으로 치매 환자와의 관계를 가정이나 지역사회에서 모두 감당하기에는 한계가 있기 때문에, 치매 환자와 가족 모두가 더 나은 생활을 할 수 있도록 데이케어나 Day Service 등을 이용하는 것도 중요하다. 데이케어나 Day Service는, 가족의 간병에 따른 피로감을 치유하는 효과가 있는 것도 사실이지만, 치매 환자에게도, 전폭적으로 수용해주는 사람(스텝)에 둘러싸여 지적(꾸짖음)을 당하는 일이 없기 때문에, 곁에 있는 것 같은 편안함이 치매 환자의 안도감으로 이어지기 쉽다. 데이케어나 Day Service에서는 불완전하지만 치매를 받아들이는 문화와, 생활이 있다. 「아무 말 안 해도 돼요」라고 치매 환자들은 말한다. 게다가, 가정과 달리, 직원들이 무언가 말을 걸어주기도 하니, 기뻐한다. 또한 「왜 나만 이런 병에 걸렸을까···」 등의 불안한 마음을 가진 치매 환자에게는, 다른 이용자를 보며 자신과 비슷한 사람이 있다는 것은 자신만 그런 것이 아니라는 안도감으로 이어진다. 그러나 그보다 더 중요한 것은, 데이케어 등에 대한 이용 욕구를 포함해 치매 환자의 의사가 존중되어야 한다. 데이케어 프로그램에 대해서도, 치매 환자의 의사와 자존심을 소중히 여기는 참여가 중요하다. 각 치매 환자의 경력과 능력을 살려서, 그 사람이 주인공으로 빛날 수 있는 케어가 있다면, 치매 환자는 자신감을 되찾고, 평온함이 더욱 커질 것이다. 처음에는 가고 싶지 않다고 말하던 사람이 몇 번 가보면, 집에 있는 것보다 기분이 좋아지고, 마중 나온 스텝을 기다리게 되는 경우도 드물지 않다. 그런 데이케어 등에서의 평온하고 웃는 본인의 모습을 보고, 집에서는 왜 웃지 않는지, 가족들은 자신들의 관계의 문제점을 알고자 하는 경우도 있다.

## 가정에서의 생활이 어려운 경우

그런데 데이케어나 Day Service를 이용한다고 해서, 모든 경우에 재택생활이 잘 되는 것은 아니다. 데이케어 등에서는 차분하다가도 집에 돌아가면 다른 사람처럼 심한 BPSD를 보이는 치매 환자가 있다.

BPSD의 발현에 가족관계의 좋고 나쁨이 큰 영향을 미치지만, 나쁜 경우는 물론이고, 좋은 경우에도, 치매 환자가 할 수 없게 되는 모습을 받아들이지 못하고, 자꾸만 "지적"하면, 데이케어 등과 달리 치매 환자가 반응한다. 가족들의 갈등을 잘 알지만, 결과적으로 "메커니즘"의 악순환에서 벗어나지 못하고, 본인의 혼란도 심해져, 가족들이 지칠 대로 지쳐버리는 경우가 많다. 어쩔 수 없이 약물치료를 하게 되고, 때로는 입원이나 시설 입소 조치를 취하지 않을 수 없는 경우도 있다. 하지만, 그런 경우에도, 퇴원(소) 후, 치매 환자와 가족이 평온하게 생활하기 위해서는 "메커니즘"을 알고 있는 것이 좋다.

그러나 가족의 역사는 누구도 말할 수 없을 정도로 복잡한 경우도 있다. 누구나 본심은 자신의 집에서 살고 싶겠지만, 집이 마음이 평온한 환경일 때만 가능하다. 집에서 살고 싶다고 말하던 심각한 표정의 치매 환자가, 가족과 떨어져 그룹홈 등에 입소하여 얼마 지나지 않아, 마치 그곳이 자신의 집인 것처럼 평온한 표정을 짓는 것을 볼 수 있다. 그렇게 집 외의 공간에 살게 되는 경우가 있는 것도 사실이다.

## 혼자 사는 경우

지금까지는, 주로 가족과의 동거를 전제로 설명해 왔지만, 앞으로도 늘어날 것으로 예상되는 독거 치매 환자의 경우도 언급하겠다. 혼자 사는 치매 환자도, 치매에 걸리는 과정에서 이웃이나 친구 등 주변과의 관계가 끊어지기 쉬우며, 그런 의미에서 치매에 걸리는 불안감과 함께 외로움을 느낄 수 있다. 하지만, 가족이 있는 경우와 달리, 원래 혼자 살면서 외로움에 익숙해있고, 가족에게 둘러싸여 있는 고독감, 고립감과는 다르기 때문에, 상대적으로 외로움을 느끼는 경우가 적은 것 같다. 그리고, 매일 지적(꾸지람을 듣고)을 받는 스트레스도 극히 적기 때문에, "메커니즘"으로 보더라도, 혼자 사는 치매 환자는, 가족과 함께 사는 사람보다 BPSD가 발생하기 어려울 뿐만 아니라, 발생하더라도 증상의 정도가 더 가벼울 가능성이 있다. 실제로, 필자의 오랜 임상 경험으로 볼 때, 독거 치매 환자의 BPSD는 가벼운 편이었다. 흥분이나 폭력은 분명히 적고, 간병 거부나 '귀가' 망상, 인물 오인 망상, 도둑질 망상, 질투 망상 등도 많지 않다.

혼자 사는 사람이 치매에 걸리면, 쓰레기 버리는 날을 잘못 내는 등 주변에서 쉽게 알아차릴 수 있기에, 치매의 비교적 초기 단계에서, 상담과 지원이 이루어지기 쉽다. 혼자 산다는 이유로, 때때로 지원 거부 사례 등이 부각되어 어려움이 크다고 생각하기 쉽지만, 대부분의 독거 치매 환자 자신은 대부분, 사람에게 폐를 끼치고 싶지 않다는 생각이 강하고, 또한 사람과 연결되고 싶다는 생각을 가지고 있다. 걱정하는 주변 사람들의 따뜻한 말 한마디를 받아들여, 홈헬퍼나 데이서비스 등 개호보험 서비스를 원활하게 이용하는 경우가 많다고 생각한다. 혼자 사는 치매 환자도, 다양한 사람들과의 관계를 맺음으로써, BPSD는 더 이상 발생하지 않고, 발생하더라도, 그 정도가 가벼워져 일반적으로 생각하는 것보다 더 풍요롭게 살아갈 수 있다고 생각한다.

## 치매의 경과(심리사회적 구조)
# 메커니즘

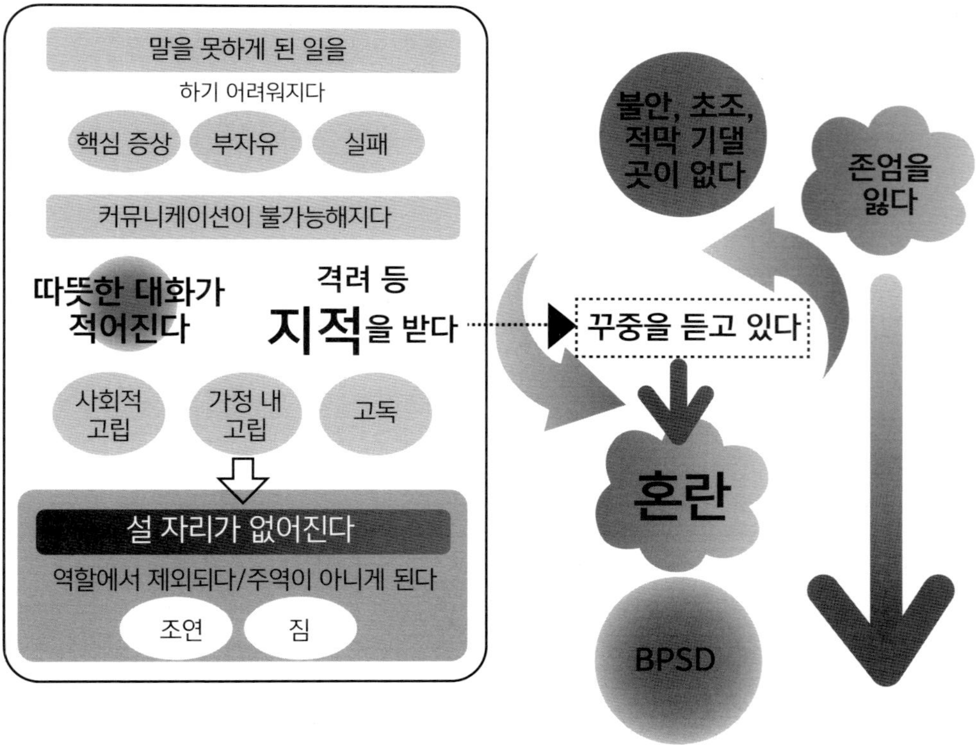

# 사례집

치매 환자로부터 많은 이야기를 들었다.

"메커니즘"은 그런 치매 환자들의 생각을 정리하는 형태로, 만들어진 것이다.

이제부터 구체적인 사례를 몇 가지 소개하겠다.

치매 환자의 마음을 알고

치매 환자가 보이는 BPSD의 기원을 이해함으로써, 치매 환자와 가족을 대하는 방법에 도움이 되기를 바란다.

또한 각 항목에서는, 본인을 특정할 수 없도록 기술하고 있다.

## 사례 1

# '주객전도', '감사'라는 문구를 붙인 알츠하이머 치매 환자 A 씨

A 씨는, 온화한 신사로서 아내와 단 둘이 살고 있었고, 스포츠 관련 업무에서 많은 업적을 남긴 분이었으나, 80세 무렵부터 건망증이 심해져, 82세 때 본원을 방문하여 알츠하이머 치매 진단을 받았다. 이후에도 정기적으로 내원하여, 자신의 치매를 받아들이고 있었지만, 치매의 진행에 대한 불안감을 항상 호소하고 있었다. 특히 A 씨의 부모님이 예전에 치매에 걸려 배회하여 가족들을 힘들게 한 적이 있어, 자신도 그렇게 되지 않을까 하는 불안감을 반복적으로 토로했다. 어느 날 아내가 함께 있던 중, A 씨가 같은 말을 여러 번 반복하며 화를 낸다고 말하자, A 씨는 무표정한 얼굴로 아무 말도 하지 않았다. 저는 「짜증을 잘 내는 것은 많은 치매 환자들에게서 나타나는 특징이다. 잊어버리기 쉬워지고 한심하다고 생각하는데, 주변에서 잘하라고 해도 뜻대로 되지 않아 짜증이 나기 쉽다」고 일방적인 내용을 말했다. A 씨는 고개를 끄덕였지만, 아내가 "나는 그렇게 제대로 하라는 말을 한 적이 없다"고 말했다.

이때, 아내가 최근 A 씨의 이해할 수 없는 행동으로, A 씨가 아내의 방에 들어가 벽에 '주객전도'와 '감사'라는 종이를 붙여놓았다는 이야기를 했다. A 씨는 「그런 짓을 했구나」 하고 잊고 있었다. 아마 많은 사람들에게는 치매 환자의 이해할 수 없는 행동으로 여겨질 수 있지만, "메커니즘"의 입장에서, 보면 A 씨의 이 행동에도 의미가 있다. 두 사람의 생활 상황을 아내에게 확인하면서 "메커니즘"으로 이야기를 만들어 보았다.

원래 집안의 대들보였던 A 씨는, 부부간의 대화나 생활상의 결정에서 항상 주도권을 쥐고 있었다. 하지만, A 씨는, 치매에 걸리면서 점차 말이 원활하게 나오지 않게 되었다. 언제부턴가 여러가지 주제에 대해 스스로 말하는 것을 어려워하고, 아내의 말을 듣는 경우가 많아졌고, 가족의 결정도 아내가 하는 경우가 많아졌다. 부부의 일상적인 대화는 예전보다 줄었지만, 아내는 A 씨가 예전처럼 말을 하지 않으니, 자신도 말을 할 일이 줄었다고 말한다. 반면, 아내는 A 씨의 치매가 진행되는 것을 받아들이고 싶지 않았다. 나 자신은 "확실히..."라고 말할 생각은 없었지만, A 씨의 어긋난 언행과 눈치 없는 행동에 대해 가만히 지켜볼 수 없었다. 상냥하게 지적하는 것 같아도, A 씨에게는 듣고 싶지 않은 말이었다. 아내가 그런 말을 할 때마다, 짜증이 나고, 어떻게든 되받아치려 하지만, 말이 잘 나오지 않고, 화를 내기 일쑤였다. 얼마 전 진료에서, 「아내의 주장이 강해졌다」고 말했지만, A 씨는, 아내의 말과 행동에 압도당하는 듯한 느낌을 갖게 되었다고 한다. 그러던 중 아내의 방에 '주객전도'라는 벽보를 붙였다고 한다. 말로 대항할 수 없게 된 A 씨는, 집안의 주인은 자신인데, 주객이 전도되었다는 불만을 전하고 싶었던 것이다. 이런 설명에 아내는 「그렇구나」라고 고개를 끄덕였으나, A 씨는 묵묵히 듣고만 있었다.

그리고 「감사」에 대해서는, 아내는 「나에게 고맙다는 뜻이겠지」라고 말했지만, 제가 "그런 뜻이 아니라, 오랫동안 이 집의 주인으로 살아온 자신에게 고맙다는 뜻이겠지"라고 말하자, 그때까지 묵묵히 듣고 있던 A 씨의 표정이 갑자기 변하면서, 제 말을 가로막는 듯 「그래요. 그래요, 그래, 넌 한 마디도 (감사의 말을) 하지 않았잖아」라고 큰 소리로 아내를 향해 말했다. 아내는 예상치 못한 A 씨의 태도와 말에 놀랐지만, A 씨가 화를 낸 경위와 '주객전도', '감사'라는 문구의 의미를 납득할 수 있었다.

이러한 A 씨의 행동도 BPSD라고 할 수 있다. 하지만 A 씨처럼, 치매에 걸리면 결과적으로 가족의 중심이라는 지위를 상실하고, 주인공이 아니게 되는 경우가 종종 있다. 어느 날 문득 깨닫게 되면, 짐이 되어버린 자신을 발견하고, 자괴감과 함께 자신감을 잃어 우울증에 빠지는 사람도 있다. 치매에 걸린 사람이 「누가 더 위대했나」, 「누가 결정권을 행사하는가」 등의 말을 하는 경우가 있는데, 모두 '주객전도'된 치매 환자의 슬픈 말이다.

아내는, 한 가정의 가장으로서 A 씨의 자존심을 이해해주고, 감사의 말을 잊지 않고, "메커니즘"에서 벗어날 수 있도록 대응해 주었다. 이를 통해 A 씨는, 자신의 병을 이전보다 긍정적으로 받아들이고, 차분하게 생활할 수 있게 되었다.

### 사례 2

## 딸을 도둑놈이라고 불렀다. 도둑질 망상 알츠하이머형 치매 환자 B 씨

치매의 망상 중 가장 흔한 것이 도둑질 망상이다. B 씨는 80대 알츠하이머 치매 노부인으로 딸 부부와 손자 2명과 함께 5인 가족으로 살고 있다. 원래 자존심이 강하고 자상한 성격이었지만, 한편으로는 성격이 강해, 부부싸움에서도 남편에게 지지 않고 맞받아치는 성격의 소유자였던 B 씨는, 남편과 함께 농사를 지으며 홀로 딸을 키웠다. 농사를 지으면서도 사이사이에 자원봉사 등 지역 활동에도 적극적이었다. 5년 전 남편을 잃은 후에도, B 씨는 노인회나 봉사활동에도 적극적으로 참여했고, 좋아하는 바느질에도 열심이었다. 1년 전부터 건망증이 심해지면서, 치매 증상이 나타나기 시작했고, 결국 의욕이 떨어지고 집에만 틀어박혀 지내게 되었다. 바느질도 하지 않고 말수도 줄었다. 몇 달 전부터 통장이나 도장이 없어졌다고 소란을 피우기 시작했다.

최근에는 흥분해서 딸을 도둑년이라고 부르기 시작했다. 딸도 승부욕이 강해, 종종 말다툼이 벌어졌다. 함께 통장 등을 찾아도, 딸이 돌려줬다고 주장하며, 딸의 소행이라고 말했고, B 씨는 매일 「도둑년이랑 살다니…」라고 폭언을 퍼부었다. 격렬한 공격과 폭언이 계속되자, 「귀신 할머니 같다. 얼굴 보기도 싫다」며 지친 딸이 본원을 찾아왔다.

흔히 볼 수 있는 사례인데, "메커니즘"의 상태를 확인하는 것이 포인트다. 1년 전쯤 B 씨의 치매가 시작될 무렵부터, 농사일을 잘 하지 못하고 외출을 하지 않게 된 것 같다. 그러다 보니 지역 활동도 하지 않게 되고 이웃과의 관계도 멀어졌다. 집에서도 말수가 줄어들고, 저녁 식사 등 가족들이 모이는 자리에서도 조용히 있는 일이 많아졌다고 한다. 식구들도 「모르는 사람」이라는 생각이 들어, B 씨에게 말을 거는 일이 점점 줄어들었다고 한다. 하지만, 한편으로는, 특히 딸은 집에만 틀어박혀 있는 B 씨에게, 다리와 허리가 약해진다며 밖으로 나가서 산책을 하라하고, 물건을 놓고 가거나 약을 먹는 것을 잊어버리는 것 등에 대해서는, 몇 번이고 지적을 반복하고 있었다. 「멍청해지면 안 되니까 말하는 게 좋을 것 같아서.., 확실한 사람이었기에...」라고 딸이 말했다.

B 씨는 점점 짜증이 나기 시작했고, 「혼이 났다」는 말을 입에 달고 살았다고 딸은 말한다. 그러던 어느 날 갑자기 딸에게 「당신이 훔쳤잖아!」라고 말하게 되었다. 그 이후로는, 딸의 지적에 연동되어 도둑질 망상은 더욱 심해졌다.

도둑질 망상에 관해서는 이미 고 오자와 이사오 선생님의 훌륭한 논고 「치매 노인에게 나타나는 도둑질 망상에 대하여 (2)」가 있다. 전형적인 도둑질 망상에는 몇 가지 특징이 있는데, ① 원래는 잘 돌보지만 잘 돌보지 못하고, 승부욕이 강하고 자존심이 강한 사람에게 많다. ② 대부분 금품류의 물건을 도둑맞았다고 한다. ③ 자신을 가장 많이 돌봐야 하는 사람(며느리나 딸 등)이 범인으로 간주되기 쉽다. ④ 열심히 돌보는 사람일수록 범인으로 간주되기 쉽다. 또한, ⑤ 범인에 대한 격렬한 공격성, 등이 꼽히고 있다. B 씨도 ①부터 ③까지의 특징을 모두 충족하고 있다.

B 씨처럼, 원래 성격이 강하고, 남을 돌보는 것을 좋아하는 사람에게는, 남에게 돌봄을 받는 것에 저항이 있고, 치매에 걸려 딸이 돌보아야 하는 상황은 굴욕에 가깝다고 할 수 있다. 이 굴욕감은 딸에게 의지하고 싶지만 의지하는 것은 절대 싫다는, 해결 불가능한 양면성이 되어, 망상 발현의 큰 힘이 된다고, 오자와 선생님은 지적하고 있다. 그러나 "메커니즘"에서 알 수 있는 것은, 굴욕감과 더불어, B 씨 자신은 '고립된' 체험이 계속되면서 고립감이 깊어지고, 의지할 곳이 없어진 것, 그리고 열심히 돌보려는 딸에게 끊임없이 「꾸지람」을 당하는 '공격'이 중요하지 않나 생각된다. 무방비 상태에서 계속 혼을 당하면 「왜 혼을 당해야 하는가?」, 「내가 무슨 잘못을 했단 말인가? 아무런 잘못도 없는데...」라는 생각으로 이어진다. 그러다보면, 원래 성격이 강한 사람은 물건을 잃어버린 것도 남의 탓으로 돌리는 경향이 있는데, 「내가 잘못한 것도 아닌데, 이렇게 자신을 비난하는 것은, 무슨 속셈인가?」라고 생각하게 된다. 「그래! 내 소중한 것을 훔쳐간 것은 딸이야! 도둑맞았다!」라고 확신하게 된다. B 씨는 자존심이 강하고, 승부욕이 강한 사람으로, 고립되고 굴욕감을 느낀 상태에서, 자신을 공격하는 사람(평생을 열심히 돌봐준 사람)에게 최선을 다해 공

격적으로 대응하게 되었다고 할 수 있다.

딸은, 자신의 일상을 되돌아보며, 도둑질 망상 발현의 "메커니즘"을 대충 이해했다. 그래서 망상을 해소하기 위해, 두 가지 대처법을 이야기했다. 먼저 B 씨와의 부모와 자녀의 관계를 회복해야한다. 그것은 B 씨와의 대화를 소중히 여기는 것이다. 우선 「엄마 고마워요」라는 감사의 말을 하는 것이다. 날씨에 관한 화제 등 가벼운 말로 B 씨에게 말을 건네는 것이다. 에피소드적인 주제는, 최근 일보다는, B 씨의 고생담이나 추억담 등 옛날이야기가 좋다. 사진을 사용해도 좋고, 일방적으로 말을 걸어도 좋다. 어쨌든 대화하려는 노력을 기울이도록 이야기했다. 그리고, 격려라도 지적을 최대한 줄이는 것도 중요하다. 확실히 잘해라라고, 말하고 싶은 것은 가족이라면 당연한 것이지만, 가능한 한 줄여야 한다. 그런 노력을 한 달 동안 열심히 하고, 경과보고를 하라고 했다.

한 달 후 딸이 병원을 찾아와, 「감격스럽습니다. 시키는 대로 했더니 너무 좋아요. (모친에게) 웃는 얼굴이 생겼어요」「'숨긴다'는 말을 하지 않고 '보이지 않는다.'는 말을 자연스럽게 하게 됐어요. Day service에 갈 때도 어깨를 안아드리려고 해요. 처음에는 '만지지 마'라고 말했는데, 지금은 '이제 그만해'라고 부드럽게 말해요. 엄마가 사랑스러워졌어요. 정말 감사합니다」라며, 매우 차분한 표정으로 감사의 말을 전했다.

## 사례 3

## 며느리나 손자를 공격하는 물건 도난 망상을 가진 알츠하이머형 치매의 C 씨

C 씨는, 집안이 좋고 자부심이 강한 분이었다. 일찍 남편을 잃고, 홀로 농업을 하면서 자녀를 키웠다. 아들 며느리와의 시어머니로서 관계도 좋았다.

물건을 자주 잃어버리게 되고, 농업을 할 수 없게 된 C 씨를 돌보기 위해, 며느리는 일을 그만두고 집에 들어갔다.

그 후, 물건 도난 망상이 나타나며, 며느리를 범인으로 몰고, 심한 공격을 하게 되었다. 어머니를 감싸는 초등학생 손자까지 공범자로 생각하며 공격하게 되었고, 결국 클리닉에 내원하게 되었다.

C 씨의 경우도, 사례 2에서 보여준 특징을 거의 모두 만족하는 전형적인 물건 도난 망상이다. 우선, C 씨의 경우도 "메커니즘"을 확인해 보아야 한다. C 씨의, 치매가 시작되고 나서,

농업을 할 수 없게 되면서 지역 사회와의 교류도 없어졌다. 낮에는 며느리와 둘이서 시간을 보내지만, 이전에 비해 대화는 줄어들었다. 저녁 식사 시간 등 가족이 C 씨 에게 말을 걸어오는 일도 거의 없어졌다. 그러나, C 씨의 다양한 말실수나 행동 실수를 할 때마다, 항상 가족들이 격려하는 듯한 지적을 하고 있었다. 아들과 손자도 지적하지만, 특히 며느리가 자주 지적했다. 며느리는 「잘 되기를 바라는 마음에서, 제대로 전달하는 것이 좋다고 생각해서...」라고 말했다. C 씨에게 물어보니 "멍청해져 버렸다", "한심하다", "엄마(며느리)의 돌봄에 감사하고 있다"고 말하는 한편, 「(며느리가) 시끄럽다」, 「(며느리에게) 혼난다」고 말하였다. C 씨처럼, 원래 남에게 도움을 받는 것을 꺼려했던 사람에게 있어, 며느리의 돌봄을 받아야 하는 상황은, 어떤 의미에서는 굴욕감이 될 수 있다. 이 굴욕감이 망상의 큰 원동력이 될 수 있다고 알려져 있으며, 그 굴욕감에 더해 '소외된 사람'처럼 느끼는 경험이 계속되면서 고립감이 깊어졌고, 열심히 돌보려는 며느리에게 끊임없이 「혼난다」고 느끼게 된 상황이라 생각한다.

사례 1에서도 보여준 것처럼, 자존심이 강하고 기가 센 C 씨는, '고립된 의지할 곳 없는 상태'에서 자신을 가장 많이 꾸짖는 사람(공격하는 사람)에게 최대한의 공격성으로 대응하는 것처럼 보인다. 아들 부부는 “메커니즘”을 이해했다. C 씨의 마음 편한 공간을 확보하기 위한 목적으로 데이케어(오야마의 집)에 통원하기로 했다. 심한 공격성으로 인해 처음에는 비정형 항정신병약을 소량 사용했다. 그러나 데이케어의 효과와, 가족 모두와 며느리가 지적을 줄이고, C 씨에게 감사의 말을 많이 하고 대화도 자주 나눈 효과 덕분에, 물건 도난 망상이 크게 줄어들었고, 결국 약물도 중단하게 되었다. 발병 후 14년이 되었지만, C 씨는 여전히 부처님과 같이 평온한 상태를 유지하고 있다. 며느리는 지역 자원봉사 활동에 적극적으로 참여하고 있다.

## 사례 4

## 질투 망상을 가진 알츠하이머형 치매의 D 씨

질투 망상도 치매에서 꽤 흔히 나타나는 망상 중 하나이다.

70대의 D 씨는 남편과 함께 작은 회사를 경영해왔었다. 부부 사이가 매우 좋고, 성격이 긍정적인 D 씨의 웃음은 회사를 밝게 만들어 주었다. 후계자가 없어 부부는 늦게까지 일을 하다 보니, D 씨는 어느새 70세를 넘기고 있었다. 그러나 1년 전부터 물건을 자주 잃어버리게 되었고, D 씨는 알츠하이머형 치매가 발병하였다.

물건을 자주 잃어버리게 되면서 회계 상의 실수가 발생하기 시작한 것을 걱정한 남편, 점점 더 짜증을 내기 시작한 D 씨는, 2달 전부터 남편과 거래처 여성과의 관계를 주장하게 되었다. 자주 흥분하고 망상을 말하기 시작한 D 씨를 데리고, 남편이 클리닉을 방문했다.

"메커니즘"을 설명하고, "메커니즘"에서 본 D 씨의 부부의 상황을 확인했다. D 씨는 치매에 대한 불안감을 표현했지만, 물건을 자주 잃어버리면서, 말수가 줄어들었다. 남편이 D 씨에게 말을 걸어오는 것도 줄어들었다고 했다. D 씨를 사랑하는 남편은 D 씨의 치매를 인정하고 싶지 않았기 때문에, D 씨의 물건 잃어버림이나 계산 실수 등을 지적하며 잘하길 바라는 마음으로 계속 지적했다. D 씨는 불편함과 실수가 많아지면서, 한심한 생각을 하게 되었고, 한편으로 남편에게 혼난다고 느껴져서 점점 더 짜증을 내게 되었다. 오랜 시간 동안 부부로서 서로를 지지하며 살아왔지만, D 씨의 치매 진행과 함께, 남편은 D 씨를 비난하고 부정하는 존재가 되었다. 남편과의 관계가 멀어지고, D 씨는 결국 의지할 곳 없는 상태가 된 것 같았다.

사실, D 씨의 물건 잃어버림이 많아짐에 따라, 남편의 짜증이 더욱 심해졌다. 남편은 D 씨의 물건 잃어버림이나 실수를 이마에 주름을 잡으며 지적했다. 그러나, 남편은 다른 사람들과는 웃는 얼굴로 대화했다. 특히 회사에서 오랫동안 자주 출입하던 거래처 여성과는 항상 즐겁게 대화하고 있었다. 그 여성의 방문 때마다 웃으며 대화하는 남편, 한편으로 D 씨에게만 차가운 표정을 보이는 남편, 자신에게는 엄격하게 대하고, 그 여성에게는 친절과 웃음을 보이는 남편에게, 불만을 느끼다 보니, 결국 그 여성에게 질투 감정을 가지게 되었던 것으로 보인다. 그리고 혼나는 것으로 자신이 부정당한다고 느끼고 한계에 이르렀을 때, 질투 망상이 발현된 것으로 생각된다. D 씨는 남편이 그 여성과 관계가 있다고 주장하기 시작했다. 그 이후로, 남편이 D 씨의 물건 잃어버림 등을 비난할 때마다, 남편과 그 여성을 연결 지으며 흥분하게 되었다.

D 씨의 질투 망상 발현에 이르는 과정에 대해 "메커니즘"에 관하여 설명하자, D 씨는 크게 고개를 끄덕였고, 남편은 「그럴 수도 있겠다」고 말했다. 남편은 "메커니즘"을 이해하고, 사랑하는 아내와의 관계가 멀어진 것을 깨달았으며, D 씨의 질투 망상이 형성된 메커니즘에 대해 납득하게 되었다.

대처 방법은, 항상 같다. 우선 부부 간의 연결을 회복하는 것이 가장 중요하다.

남편에게는 가능한 한 예전처럼 웃는 얼굴을 유지하며 대화하고 부부 간의 소통을 중요시하도록 노력해 달라고 했다. 함께 회사를 창립한 경험담과 같은 옛날 이야기를 감사의 말과 함께 나누었다. 다음으로는, 물건을 잃어버리거나 실수를 수용하고, 지적을 줄이기 위한 노력이 중요하다. 2주에 한 번씩 진찰에서는, 부부 간의 대화의 중요성과 남편의 지적을 줄이는 것을 확인했다. 원래 화를 잘 내던 D 씨는, 남편과의 안정된 부부 관계를 회복하면서, 점차 성격이 차분해졌다. 약 2달 후 D 씨의 질투 망상이 거의 사라졌다.

## 사례 5

## 매일 밤 성행위를 요구하는 알츠하이머형 치매 환자 E 씨

E 씨는 80대의 알츠하이머형 치매 환자로, 아내와 단둘이 살고 있다. 예전에는 온화하고 성실한 사람이었으며, 아내와

의 관계도 좋았다. 아내는 70대로, 활발한 성격의 소유자였다. E 씨는 아내와 함께 채소 농사를 짓는 등 활발한 생활을 해왔지만, 최근 몇 년 사이 기억력이 감퇴하고, 농기구 등을 자주 잃어버리는 등의 증상을 보였다. 밭일은 아내에게 맡기고, 집에 있는 시간이 많아졌으며, 1년 전부터는 성격이 급해졌다. 최근에는 「아내에게 좋은 사람이 생겼다」는 등의 말을 하거나, 아내가 외출하면 어디에 갔는지 궁금해하는 등의 행동을 보였다. 병원을 방문하기 1주일 전에는, 밭일을 마치고 돌아온 아내를 보고, 울타리를 쳐서 집 안으로 들어가지 못하게 했으며, 그날부터 매일 밤 아내에게 성행위를 요구했다. 곤란해진 아내와 근처에 사는 딸이 함께 병원을 찾아왔다.

이러한 사례를 어떻게 생각해야 할까, 많은 경우, BPSD으로 인해 과격한 성격, 질투심, 성적인 행동 요구 등의 비정상적인 행동이 나타나고, 이러한 증상이 왜 발생했는지보다는, 진정 효과를 위해 약물로 치료하려는 경우가 일반적이다. 하지만, 이 "메커니즘"에서 보듯, 이 BPSD는 상호 관련된 의미가 있다. 우선은, 비약물적인 치료를 우선적으로 시도하는 것이 중요하다. 본인과 아내, 딸에게 확인하며, E 씨와의 생활을 "메커니즘"적으로 재현해 해석했다. E 씨는 치매가 심해지며 말수가 줄고, 부부 대화가 줄었다. 아내는 E에게 말을 걸어도 제대로 된 대답을 들을 수 없게 되어, 말을 거는 것이 줄어들었다고 했다.

사랑하는 아내와의 대화도 적어져, E 씨는 점점 외로움을 느꼈을 것이다. 또한, 아내는 E 씨의 치매를 받아들이지 못하고, E 씨의 건망증 등에 대해서는, 처음부터 확실히 하도록 지적했다. E 씨는 건망증을 자각하고 있었지만, 한심한 마음에 지적을 받는 것을, 짜증스러워했다. 가끔 집에 오는 딸에게 "혼나고 있다."고 말하곤 했다. 아내에게는 혼내고 있다는 의식은 없었다. 원래 E 씨의 아내는 활동적인 사람으로, 농사일 틈틈히 봉사활동에도 적극적으로 참가하는 사람이었다. E 씨 대신 지역 회의에 나가는 등 집을 나서는 일이 많아졌다. 최근에 E 씨는, 아내가 밖에 나가면 불안해하며 집안을 찾아 돌아다니기 시작했다. 밖에서 돌아온 아내에게 '어디에 갔었는가?'라고 여러 번 묻고, 아내의 설명에 '듣지 못했다'고 납득하지 않는다. 아내도 짜증이 늘어나, E 씨에게 냉정한 표정으로 대했다고 한다. E 씨의 입장에서 보면, 집에 없는 아내가 외출에서 돌아와 곧바로 무서운 얼굴을 하고 자신을 꾸짖을 때마다 「자주 외출해서, 좋은 사람에게 가 있었던 것이 틀림없다」고 생각하게 되었을 것이다. 질투심이라는 망상이 생겨난 것이다.

진료 일주일 전 오후, E 씨 부부는 낮잠을 자다가, 먼저 일어난 아내는 밭에 나갔다. 그 후, 일어난 E 씨는 아내가 없는 것을 알고 찾아다니다가, 좋은 사람에게 갔다고 생각을 했는지, 집 현관에, 아내가 들어오지 못하게, 의자와 테이블로 막아놓았다. 밭에서 돌아온 아내에게, "어디에 갔었느냐."고 계속 물으며, 아내가 「밭에 있었다」고 해도 믿지 않고, 실랑이를 벌였다. 아내는 어렵게 집안으로 들어왔지만, E 씨는 「어디에 갔었느냐」, 「좋은 사람이 있을 것이다」라고 반복해서 말하며, 흥분을 가라앉히지 못했다. 아내 역시 흥분하여 맞섰다. 그날 밤, E 씨는 아내에게 성행위를 요구했다. 아내는 「이 나이에 무엇을」 이라는 생각을 했다. 그러나, 그 다음 매일 밤 성행위를 요구하게 되었다. 바리케이트를 만들어 돌아오는 아내를 거부하려고 한 것도, 성행위를 요구하여 사랑을 확인하려고 했던 것도, 사랑하는 아내에게의 흔들리는 마음을 나타내고 있는 것이라고 생각된다. "메커니즘"으로 본 BPSD의 성립에 대해 해석을 전하자, 딸은 "딱 맞다. 엄마는 금지어만 사용한다."고 말했다. E 씨는 크게 끄덕이고 "선생님 뭐가 필요해? 쌀 가져다 줄까?"라고 큰소리로 말했다. 납득한 아내에게 E 씨와의 연결고리를 되찾기 위해, "메커니즘" 대처법을 열심히 들었다. 한 달 후의 진찰에서, 가끔 질투 망상은 말하지만, 성행위 요구나 이상한 행동은 보이지 않게 되었다.

## 사례 6

# 성적 행위를 빈번하게 요구하게 된 루이 소체형 치매 환자 F 씨

F 씨는 70세 때, 남편의 부모가 병약해져 돌봐야 한다는 남편의 의견에 따라, 도시에서 시골로 이사했다. F 씨에게는 낯선 곳이었고 아는 사람도 없어 불안했지만, 남편의 부모를 정성껏 돌보았다. 사투리가 이해하기 어려워 힘든 날들이 이어졌지만, 남편의 부모는 얼마 안 있어 세상을 떠났다. F 씨는 가벼운 우울증 증세를 보이며, 몸 상태가 좋지 않았지만, 치료는 받지 않았다. 이때부터 물건을 잊어버리는 일이 잦아졌지만 집안일은 어떻게든 할 수 있었다. 72세 때, F 씨에게 환시 증상이 나타나기 시작했다.

F 씨는 집에 잘생긴 젊은 여자가 있다고 주장했다. 그러나, 남편은 골프를 좋아해서 집을 비우는 경우가 많았고, 병원에 데려가려 하지 않았다. 어느 날 남편이 1박의 골프 여행에서

돌아온 날, 남편이 부재했던 것을 두고 다투었다. 그날 평소처럼 환시가 보였지만, F 씨는 그 여성을 남편이 데려온 사람이라고 우겼고, 밤에는 남편에게 성적인 행위를 요구했다. 그 후, F 씨의 성적 행위의 요구는 매일 계속되었고, 이상함을 깨달은 남편이 병원에 데려와, 각종 검사 결과 루이소체형 치매로 진단받았다. 문제는 왜 F 씨가 성적 행위를 요구한 의미인데, "메커니즘"적으로 남편과 함께 F 씨의 생활을 되짚어 보면 알 수 있다.

F 씨는, 시골로 이사온 후, 아는 사람도 없는 불안한 상태에서, 어떻게든 시부모를 간병했다. 그러나, 말이 통하지 않아 외롭게 지냈다. 유일하게 말이 통하는 남편은, 밖에 나가는 일이 많았고 F 씨는 점점 우울해졌다. 기억력이 나빠지는 것이 눈에 띄게 되었지만, 남편은 F 씨가 치매에 걸린 것을 인정하고 싶어하지 않았다.

남편은 잊지 않게 하려고 점점 세세한 부분까지 지시하게 되었다. 이전과 비교하면 부부 사이의 자연스러운 대화는 확실히 줄어들었고, 대화는 주로 치매로 인한 불편함이나 실수에 대한 지적이 중심이 되었다. 이와 함께 F 씨는 항상 자신이 꾸짖히고 있다고 말하곤 했다. 아무리 꾸짖어도, F 씨는, 남편이 없으면 찾아 헤매고, 외출하면 어디에 갔는지 궁금해했다.

남편은 외출할 때마다 종이에 행선지를 쓰고 나갔지만, 남편이 돌아오면 F 씨는 언제나 「어디에 갔었느냐?」라고 물었다. 남편은 종이에 적어놓았다고 말하지만 F 씨는 쉽게 납득하지 못하고 여러 번 되물었다.

남편은 짜증을 내며 F 씨를 꾸짖곤 했다. 이런 상황이 자주 일어났다고 남편은 말한다. 그럴 때, 인상을 쓰고 엄하게 대한 것을 남편은 인정했다. 인상을 쓰고 계속 꾸짖는 남편에게 F 씨가, 자신에게 애정이 없다고 생각한 것도 이상한 일이 아니었다. 그런 상황에서, F 씨의 성적 행동 요구가 시작된 것은, 남편이 1박 여행에서 돌아온 날이었다. 이때는 1박을 했기 때문에 평소보다 더 오래 집을 비웠다. F 씨는 남편을 찾아 헤맸고, 남편이 돌아왔을 때 어디에 갔었는지 계속 물어봤다. 결국 남편은 인상을 쓰고 엄하게 F 씨를 꾸짖었다. F 씨는 남편이 자신을 두고 어디로 가는 것이 아닐까 하고 생각했을 것이다.

돌아오자마자 미간을 찌푸리고 엄하게 꾸짖는 남편이, 골프를 치러 간다면서 누군가 좋은 사람이 있다고 생각한 것이 아닐까.

마침 출현한 환시 여성은 남편이 데리고 돌아온 여성이라고 우기는 그날 밤, 남편에게 애정의 증표를 요구하는 것처럼 성적 행위를 요구한 것으로 생각된다.

성적 행위에 이르는 해석을 남편에게 전하자 남편은 납득했지만, F 씨에게는 전하지 않았다. F 씨에게는, 외로운 마음을 공유하고, 남편은 F 씨에 대한 애정으로 가득하다는 것을 전하고, 앞으로는 상냥하게 대응해 줄 것을 전했다. 남편에게는 "메커니즘"에서 벗어나도록, 상냥한 말과 지적을 줄이는 대처를 요구했다. 얼마 지나지 않아 F 씨의 성적 행위의 요구는 가라앉았다.

## 사례 7

# 인물 오인 망상과 질투 망상을 나타낸 알츠하이머형 치매의 G 씨

G 씨 부부는 매일 아침 둘이서 산책하는 소문난 잉꼬부부였다. 근처에 장남 가족이 살고 있다. G 씨가 치매에 걸린 지 반년이 지났을 무렵에, 아내에게 폭력을 행사하게 되었다. 매일 얼굴을 내미는 아들도, 귀한 아내에게 왜 손을 대느냐고 물어봤지만, G 씨는 아무 대답도 하지 않았다. 1년 정도 지났을 무렵에는, 아내를 향해 "우리 집사람은 어디 갔어?"라고

물었다. 아내도 아들도, 자신의 아내에 대해서도 알 수 없게 되었다고, 한탄하지만, G 씨는 거기에도 대답할 수 없었다. 하지만, 항상 그런 상태가 아니라, 자기 아내로 간주하고 평범하게 대할 때도 있었다. 이윽고 "남자가 있다."라고 말해 아내에게 폭력을 행사하게 되었고, 아들과 아내를 동반하여 진찰을 받게 되었다. 역시, "메커니즘"을 확인하는 것이 포인트가 되었다. 아내에게 확인하였을 때, 예전에는 부부끼리 여행을 자주 가고, 대화를 잘 나누었지만, 치매가 진행됨에 따라 부부의 대화는 격감되어 왔다는 것이었다. 스스로 말하지 않게 된 G 씨에 대해서 "말해도 모르니깐···"라고 아내도 말을 거는 일이 적어졌다고 한다. 그러면서도, 남편의 치매를 인정하고 싶지 않은 아내는, E 씨의 핵심 증상의 사소한 불편함이나 실패에 대해서, 「지금까지 할 수 있었는데···」「정신차려」라고 철저히 격려했다. 아내와의 문진 사이에, 그동안 불만스러운 표정으로 잠자코 있던 G 씨에게, 아무렇지 않게 「부인은 시끄럽지 않습니까?」라고 물으니 "시끄러워."라고 답했다. 게다가 「혼내는 것 같은 기분입니까?」라고 물으니, "그렇다."라고 말한다. 이야기를 듣고 있던 아내도 「그러고 보니 (남편은) 언제나 "꾸중을 듣고만···"이라고 한다. 나는 혼내지 않았는데...」라고 말한다. 거듭되는 격려는 '꾸짖음을 계속'하는 것이다. 짜증이 참는 한계를 넘었을 때 G 씨의 폭력이 나타나게 된다.

「화가 나서 손이 나오게 된」 치매 환자가 있었는데, G 씨도 같은 경우였다.

아내에게 G 씨를 격려하고 있을 때의 자신의 얼굴을 상상해 보라고 하면, 미간에 주름이 잡힌 독한 얼굴을 하고 있다는 것을 인정한다. 따뜻하고 온화한 대화가 없어져 적막함이 커지는 가운데, G 씨를 계속 격려하는(꾸중하는) 아내의 표정은 무서운 형상이다.

G 씨에게 있어서는 이전부터 사랑해 온 아내는 상냥한 얼굴을 하고 있었다. 「내 아내는 어디에 갔어?」라는 질문은, 종종 무서운 얼굴이 되는 아내를, 사랑하는 아내와 동일시할 수 없게 되어, 오인할 수밖에 없었기 때문이다. 하지만, 아내가 항상 엄한 얼굴을 하고 있는 것은 아니다. 평온한 표정을 짓고 있을 때 아내로 인정하고 있어 혼란은 없다.

게다가 치매가 진행되는 가운데, "계속 혼나는 것"은, 자존감을 저하시켜 「자신은 필요없는 인간인가」라고 생각하게 된다. 하지만, 엄하게 다가오는 아내라도, 아내가 없으면 불안해하고, 언제나 아내를 찾는 G 씨였다. 그런 나날이 이어진 어느 날, 찾았던 아내가 드디어 외출(예를 들면 워킹)에서 돌아왔고, 「어디에 갔어?」라고 흥분하는 G 씨에 대해서, 설명해도 납득하지 않고 질책했다. 이럴 때에, 나는 필요 없는 존재다. (아내는) 좋은 사람에게 가 있었던 것이다, 라는 생각에 「남자가 있다!」라고 외치는 것이다. 치매 노인의 질투 망상 등 질투 감정이 나타나는 것은, 이처럼 간병인이 밭일이나 게이트볼 등 외출에서 돌아온 후 이어지는 장면, 상황에서 보이는 경우가 많은 것 같다. "지적(꾸짖음)" 다음에 「남자한테 가 있었다!」라고 한다. 아내도 아들도, "메커니즘"을 바탕으로 설명된 G 씨의 폭력이나 인물 오인망상이나 질투망상의 성립을 납득하고 받아들였다. G 씨도 자신의 기분을 알아주었다는 느낌으로, 만족한 표정이 되어 있었다.

아내에게는, G 씨에게 감사의 말과 과거 부부의 사소한 대화를 가능한 한 되찾으려고 노력하도록 했다. 구체적으로는, 부부의 추억의 사진 등을 이용해 G 씨에게 말을 걸기 위해 노력을 많이 했다. 그리고, 건망증과 관련된 실패에도 "격려" 등의 지적을 가능한 한 적게 하도록 노력했다. 물론 아들의 협조도 필요했다.

그뿐이었지만, G 씨의 표정은 점차 밝아져서 일상적으로 웃는 얼굴을 볼 수 있게 되었다. 1개월 후에는 폭력이 감소했고, 이윽고 인물 오인이나 질투 망상도 보이지 않게 되었다. 발병 후 4년이 지나 치매는 진행되고 있지만, 현재는 온화한 매일을 보내고 있다.

## 사례 8

## 남편을 오인해 남편을 집에서 내쫓는 혈관성 치매의 H 씨

3명의 딸을 낳고 부부 사이가 좋았던 H 씨는 회사원인 남편을 지원하고 전업주부로서 가정을 지켜 왔다. 딸들은 각각 결혼하여, 장녀와 차녀는 먼 곳으로 시집을 가고, 셋째딸은 가까운 곳에 살고 있다. H 씨는 부녀회 활동 등 지역 활동에도 적극적으로 참가하는 한편, 노래하는 것을 너무 좋아해서 현지 코러스 그룹에 들어가 오랫동안 대표로 활동했다. 남편이 해외에 단기간 부임한 시기에는 H 씨도 몇 번 남편의 부임지에 간 적이 있었다고 하고, 남편이 정년퇴직한 후에는, 부부끼리 가끔 해외여행을 즐기고 있다. 그러나 혈압이 높았던 H 씨는 70세 후반에 뇌경색에 걸린 후 외톨이 경향이 있어, 코러스 대표에서 물러날 무렵부터 건망증이 두드러졌다. 몇 번이나 같은 말을 하고, 쇼핑하러 가도 같은 물건을 사는 경우가 많아졌다. 짜증이 나기도 해서 치매를 걱정하는 남편이나 아이들이 진찰을 권했는데, H 씨는 치매를 받아들이지 않고 진찰을 받으려 하지 않았다.

80세가 되었을 무렵부터 H 씨의 언행에 이상함이 보이기 시작했다. 어느 날 딸에게 전화를 해서 「모르는 남자가 있다」라고 말하는 것이다. 딸은 「그건 아빠예요」라고 해도 아니라고 한다. 딸이 달려가면 아버지밖에 없었다. 몇 번이나 그런 일이 있었는데, 그러면서도, 남편에게는 「남편이 있으니까 나가세요」라고 말한다. 남편이 「내가 남편이다」라고 말하지만, 받아들이지 않고 흥분하면서 나가라고 한다. 어쩔 수 없이 남편이 나가면 곧 바로 H 씨로부터 남편의 휴대전화에 「빨리 돌아와」라고 연락이 온다. 그래서 집에 돌아가 보면 또 「남편이 있으니 나가세요」가 되는 것이다. 이런 일의 반복으로 곤란 해서 남편과 딸의 동반으로 진찰을 받았다.

H 씨는, 비자발적인 진찰 탓인지 짜증스런 표정이었지만, 건망증이 잦아져서, 한심하다는 것은 인정했다. 치매에 걸리고 싶지 않은 심정이 강한 것 같아서 「정신이 흐려지고 싶지 않죠?」라고 물으면 「그렇습니다」라고 대답한다. 「남편도 딸도 정신이 흐려지지 않았으면 해서, 병원에 가자고 하셨겠지

요」라고 남편과 딸에게 동의를 구하면서 H 씨에게 물었더니, 「알고 있습니다」라고 고개를 끄덕였다. 「그렇지만 좋아서 잊거나 하는 것은 아니니까 별로 듣고 싶지 않죠?」라고 말하면, 「그렇죠」라고 작은 소리로 대답한다.

지금까지의 이야기를 바탕으로, "메커니즘"에 대해 일반적인 설명을 했다. 그리고 H 씨의 최근 언행이 어떻게 발생했는지. "메커니즘"에서 가족과 H 씨의 관계를, 남편과 딸과 함께 확인하면서, 추론하기로 했다.

H 씨는, 물건을 자주 잊어버리게 되었고, 물건을 잊을 때마다 안타까움과 함께 불안이 커졌다. 남편은 H 씨가 치매에 걸리지 않기를 바라며, H 씨의 건망증이 시작된 초기부터 잊지 않도록 걱정하는 마음으로 지적했다. 본래 부부 간의 대화는 많았지만, 시간이 지남에 따라 자연스러운 일상 대화는 줄어들고, 남편은 점점 먼 존재가 되어간다. H 씨의 건망증이 잦아지면서 같은 물건을 여러 번 사오게 되자, 남편은 그때마다 짜증을 내며 H 씨에게 주의하라고 지적했다. 사랑하는 남편의 부드러운 말이 사라지고, 엄격한 표정을 한 남편의 꾸짖는 듯한 말을 계속 듣게 된다. 문득 정신을 차려보니, 눈앞에 무서운 얼굴을 한 남자가 있는 것이다. 인지 기능이 저하되어, 남편과의 구별이 어려워지면서, 모르는 남자가 있는 것으로 인

식하게 된다. 결국, 딸에게 「모르는 남자가 있다」라고 전화로 보고했다. 더 나아가, 모르는 남자를 집에 들여놓는 것이 남편에게 미안해져서 「남편이 있으니 어서 나가세요」라고 말하는 것이다. H 씨의 강한 압박에 의해 남편은 어쩔 수 없이 밖으로 나간다. 그러나, 아무도 없다는 사실을 알게 된 H 씨는, 불안해져 남편에게 빨리 돌아오라고 전화한다. 남편이 돌아왔을 때, 「어디 갔었어?」라고 묻는다. 남편도 산책하고 있었다는 등 여유있는 대답은 할 수 없고, 「남편이 있으니까 나가라고 해서 나갔다」라고 대답한다. H 씨는 「그런 말 한 적 없다」라고 말한다. 결국, 돌아온 지 얼마되지 않아 말했냐 안했냐를 두고 말다툼이 시작된다. 그러면 다시 눈앞에 무서운 얼굴을 한 남자가 나타나게 되고, 다시 「나가라」는 상황이 된다.

이러한 해석을 듣고 딸은 먼저 납득했다. 「역시 아빠가 너무 엄하구나」라고 생각한 것이다. 남편도 「그럴 수도 있겠군」이라고 동의한다. H 씨는, 그 경과를 기억하지 못하는 듯하지만 부드러운 표정으로 고개를 끄덕였다. 남편에게는 "메커니즘"에서 벗어나기 위한 협력을 요청했다. 딸의 지원을 받으면서 노력하고 있다.

이와 같은 경우처럼, 눈앞의 사람(남편, 아내, 자녀 등)을 부인하는 경우, 「아내는 어디에 갔지요?」와 같이 아내의 위치를

묻거나, 「댁은 어디신가요?」「당신은 어디서 오셨나요?」, 「당신은 언제 돌아가시나요?」와 같은 발언이 있을 수 있는데, 같은 상황에서 보여지는 말이다.

## 사례 9

## 피해망상을 호소한 알츠하이머형 치매 환자 I 씨

「며느리가 밥을 주지 않는다」고 하는 피해망상은, 식사를 한 것을 잊었기 때문에 생긴 망상처럼 보일 것이다. 치매 환자들은, 대부분, 식사한 사실을 잊어버리지만, 모든 치매 환자가 '식사를 주지 않는다.'고 말하는 것은 아니다. 이러한 망상에는 분명히 이유가 있을 것이며, 식사 후 바로 방으로 들어가는 사람에게서 자주 발생하는 것으로 보인다.

I 씨는, 아들 부부와 식사가 끝난 후, 항상 며느리의 권유로 자신의 방에 들어갔다. 어느 시점부터, 저녁 식사 후 얼마 지나지 않아 방에서 나와, 저녁을 먹었는지 묻기 시작했다. 처음에는, 식사가 끝났다는 사실을 듣고, 납득하며 방으로 돌아갔으나, 최근에는, 「아직 먹지 않았다」라고 말하며, 식사를 했다는

사실을 들어도, 쉽게 납득하지 않았다. 여러 번 같은 주장을 반복하고, 아들 역시 여러 방법으로 설명하였지만 납득하지 않았고, 결국에는 치매가 온 것 같다며 책망(엄하게 꾸짖음)받는 일이 늘어나게 되었다. 이런 일이 반복되던 어느 날, 가까운 친척에게 가서, 「며느리가 밥을 주지 않는다」고 말했다.

I 씨의 경우도, "메커니즘"을 확인해 보았다. I 씨는 친구도 많고, 교류도 활발했지만, 치매가 시작된 이후로는, 친구들과의 교류도 끊기고, 집에 머무는 시간이 많아지게 되었다. 원래 며느리와의 관계가 좋지 않았던 데다가, 집에서도 평범한 대화가 줄어들고, 아들 부부의 대화를 들으면서, 「소외감」을 느끼는 일이 많아졌다. 아들 부부와의 유대감이 약해지고, 고립감과 외로움이 심해진 것 같다. 식사 시간은 가족에게 중요한 시간이지만, I 씨에게는, 대화도 없고, 가끔, 음식을 흘리면, 아들에게 지적을 받는 등, 「꾸지람」을 듣는 일이 많아지는 시간이었다. 그 결과, I 씨는 점점 화를 내게 되었다.

며느리의 말에 따르면, I 씨는 「자신 같은 사람은 없는 게 낫다」라고 중얼거리는 경우가 있었다고 한다. 「밥을 해주지 않는다」는 말은 「소중하게 여겨지지 않는다」는 생각을 배경으로 가지고 있는 사람에게서 자주 나타난다.

적어도, 식사 후에 함께 시간을 보내는 가정에서는, 「먹지 않았다」는 피해망상이 거의 나타나지 않는다. I 씨의 경우에도, 아들 부부에게 "메커니즘"을 설명하고 이해를 구했다. 식사할 때 I 씨와의 대화가 중요하다는 점, 식사 후 바로 방으로 돌아가지 않고, 함께 설거지를 하는 것을 신경 써 달라고 부탁했고, 그 이후 이러한 호소는 사라졌다.

또한, 독극물 망상을 호소한 J씨의 경우에도, "메커니즘"이 드러났다. 약을 잊지 않고 복용하도록 신경 써서 챙겨주려는 며느리의 말에 J씨는, 「독을 먹이고 있다!」고 호소하게 된 것이다. 의지할 곳 없는 상황에서, 더 철저하게 하려는 꾸짖음과 격려가 있을수록, 치매 환자는 쉽게 피해 의식을 갖게 된다.

### 사례 10

## "집에 가겠다."는 망상을 말하기 시작한 알츠하이머형 치매 환자 K 씨

치매를 앓고 있는 노인들 중에는 「집에 가겠다」고 말하는 사람이 적지 않다. 「집에 가겠다」는 말은, 보통 '안심할 수 있는, 편안한 곳으로 돌아가고 싶다.'는 의미를 가지고 있다. 「집에 가겠다」라고만 말하고 어디로 가겠다는 목적지를 말하지 않는 사람도 있지만, 목적지를 「집」이나 「고향」이라고 말하는 사람이 많다.

외래 진료를 받으러 다니는 K 씨는 아들과 단둘이 사는 여성이다. 다정하고 어머니를 생각하는 아들은, 어머니가 치매에 걸렸다는 사실을 받아들이지 않는다. 외래에 오면, 「변을 본 뒤 처리를 제대로 하지 못한다」, 「목욕을 하지 않는다」, 「옷도 갈아입지 않는다」 등 매우 안타깝다는 듯이 얼굴을 찡그리며, 계속해서 호소한다. K 씨는, 부정하지 않지만, 무표정한 얼굴로 아들의 호소를 무관심한 듯이 듣고 있다.

어느 날, K 씨가 「집에 가겠다」라고 말하기 시작했다고 아들이 말했다. 나는, 다음 진료 때까지, 「어디로 가려고 하는지」, 「그곳에 누가 있는지」를 물어보라고 아들에게 말했다.

다음 진료 날, 아들은, 한탄하는 표정으로 말했다. K 씨는 「집에 가겠다」고 말하며, 「집에 가면 아들이 있다」고 말했다고 한다. 「집도, 아들도 알아보지 못하게 됐어요...」라며 아들은 한탄했다.

나는, 항상 "메커니즘"을 염두에 두고 진료한다. 아들에게, 확인했을 때, 이전에는, K 씨와 많은 대화를 나누었지만, K 씨가 치매에 걸린 이후로는, 이전과 같은 부모와 자식 간의 대화가 줄어들었다고 한다. 대신, K 씨에게 「제발 정신 차려!」라고 요구하는 일이 잦아졌다고 한다. 「얼마 전까지만 해도 할 수 있었는데」라고 아들이 말했다. K 씨는 아무 말 없이 아들의 이야기를 듣고 있었다. 적절한 타이밍을 보다가, K 씨에게 「여러 가지를 잊어버리거나, 할 수 없게 되어, 한심하게 생각하고 계신데, 아드님 잔소리가 심하죠?」라고 물었다. K 씨는, 온화한 표정으로 작게 고개를 끄덕였다.

치매에 걸린 K 씨에게 아들의 이미지는, 어머니를 생각하는 온화하고 다정한 아들이었다. 하지만, 눈앞에 있는 아들은, 매일 무서운 얼굴로 꾸짖는 사람이다. 비슷한 모습이지만, 이전의 다정한 효자 아들이 아니다. 예전과 달리 소중히 여겨지지 않는다는 생각도 들었던 K 씨에게 있어 「집에 가겠다」는 「자신을 소중히 여기는 다정한 아들과의 평온한 생활로 돌아가고 싶다」는 의미일 것이다.

이러한 "망상"을 자신의 집이나 아들을 알아보지 못하는 것으로, 인식한다면, 치매 노인의 마음에는 다가갈 수 없다. 아들은 "메커니즘"을 이해했다. 하지만, 어머니의 치매를 받아들이는 것은 쉽지 않았다. 아들의 갈등은 계속되고 있다. 치매를 받아들이는 삶은 아직 멀었다.

비슷한 사례로 L씨의 「돌아가겠다」에 대해서도 언급하자면, L씨는 여러 공직을 경험한 사람이었다. L씨는 예절을 중요시 여기는 가정의 가장이었지만, 이전에 중심적인 존재였던 가족들의 대화에 끼어들지 못하고, 대화를 걸어주는 사람도 없어, 고립감과 고독감을 강하게 느껴 외롭다는 생각을 하고 있었다. L씨는 종종 「혼자라서....」라고 말하기 시작했다. L씨의 치매는, 며느리가 직장을 그만두고 L씨의 일이었던 집안일을 도맡아 하게 되면서 급속도로 진행되었다. 며느리는 L씨가 건강하게 지내기를 바라며 여러가지를 지적하기 시작했다. 사회적으로나 가정적으로 다양한 역할을 담당해 온 L씨에게 있어, 과거의 자존감을 되찾을 수 있는 장소로의 회귀야말로 「돌아가겠다」의 의미였을 것이라고 생각한다.

한편, L씨에게 있어서는, 데이케어(오야마의 집)에서의 생활이 자존감을 가져 되돌릴 수 있는 장소가 되었다. 집에서도 L씨를 대화에 포함하는 가족 모두의 협력이 있었기 때문에 「집에 가겠다」도 「혼자라서」라는 표현이 없어졌으며, 예상보다 좋은 경과를 보이고 있다.

## 사례 11

# 배회 자살미수를 일으킨 알츠하이머 치매 M 씨

여학교를 졸업하고 자존심이 강한 M 씨는, 요양원 봉사 경험으로, 자신은 치매에 걸리고 싶지 않다는 생각이 강했다고 한다. 20년 넘게 남편과 둘이 살았지만, 5년 전에 남편을 잃고 혼자 살게 되었다. 그 무렵부터 건망증이 서서히 진행되었고, 주치의로부터 치매 진단을 받았다.

하지만, 외로움을 호소하지만 데이케어 서비스를 5일 이용하며 평온하게 살고 있었다. 혼자 사는 M 씨를 걱정하며 도시에 사는 장남이 가끔 돌아와 시중을 들고 있었다. 하지만 장남이 병으로 쓰러지는 바람에, 가족끼리 대화가 이루어진 결과, 어머니를 생각하는 2남(이하, 아들)이 귀향하여 M 씨와 함께 거주하고 있다.

자신의 페이스로 혼자 살았지만 아들이 집에 돌아오고 나서, 얼마 지나지 않아, 자주 아들과 말다툼을 하고, 흥분해서 「죽고 싶다」라고 말한다. 이윽고 돌아 오지만, 가끔 이유 없이 집을 나가 버리는 일이 있었다.

아들이 돌아오고 반년 정도 지난 어느 날 아들과 말다툼을 벌였는데, 다음 날 아침 일찍 집을 나간 것 같았다. 아들은 궁금해서 M 씨를 찾았는데, 헛간에서 스틸 의자 위에 서서 목을 매고 의자를 발로 차 넘어뜨리려는 순간을 발견하고, 끈을 끊고 무사하게 되었다. 본인은 그 후, 아무 일도 없었던 것처럼 데이케어 서비스를 나갔지만, 당황한 아들이 주치의와 상담한 결과, 시내 정신과를 소개받아 정신과 병원에서 응급진료를 받고 입원하게 되었다.

입원했을 때는, 말다툼을 한 것이나 목을 매려고 한 것은 기억하지만, 죽고 싶다고 생각한 것은 부정했다고 한다. 입원한 다음 날에는, 목을 매는 행위나 그 원인이 된 사건 등도 잊고 있었다. CT 검사에서의 뇌 위축, HDS-R 16점 등으로부터, 알츠하이머형 치매(혼합형)로 진단되었다. 아들 쪽이 기진맥진하고 있었지만, 의사는 심리적 거리를 두라고 했다. 항정신병 약물을 소량 투여받은 M 씨는, 평온하여 며칠 후 퇴원하였고, 소개되어 본원 진찰을 받았다. M 씨는, 표정이 좋고 다소 행복했지만 평온했다. 그러나 따라온 아들은 곤혹스럽고 피폐한 표정이었다.

M 씨의 BPSD는, 흥분, 배회, 충동행위(자살시도)다. 이런 BPSD가 생기는 이유는 무엇일까. 그것이 밝혀지면 대응 방법

이 보일 것이다. 그때, 주목해야 할 것은, M 씨는 혼자서 생활할 때는, 외로움을 호소하기도 했지만, 특별한 BPSD는 없었다. BPSD는 M 씨를 걱정한 아들이 함께 살게 되면서 인정을 받았다. "메커니즘"을 염두에 두면서 진찰을 했다.

M 씨는, 질문에 응해서 비교적 자주 이야기하지만, 심각성은 없었다. 건망증에 관해서는 「나이가 들면 건망증은 많아지니까요」 하고 얼버무린 태도를 보인다. 그리고, 데이케어 서비스에 관해서 물으면, 「신난다」 「모두 상냥한 사람이니까」 라고 말하며, 「오늘은 가는 날이지만, 여기 왔다」라고 정확하게 말했다. 「아들이 돌아와서 든든하네요?」 라고 묻자, 「감사해요, 잘 해주어서..., 가끔 혼이 나지만」이라고 이야기했다. 여기서, "혼난다"라는 말이 딱 나왔다. "메커니즘"으로 치면, 큰 의미가 있는 말이다.

그래서, M 씨와 아들의 대화 주제가 어떻게 되어 있는지 일상적인 상황을 아들에게 물으면, M 씨와 아들 사이에는 평소와는 다른 사랑이 없는 대화는 거의 사라지고 있었다. 그러나, 어머니의 치매를 받아들이기 힘든 아들은, 건망증 등의 핵심증상은 참을 수 없었고 결국 지적하는 나날이었다. 「잊고 있어!」 「잊지 말아!」 등 곧잘 말다툼을 했다. 어느 때보다 M 씨는 「혼나고 있다」라고 말하게 되었지만, 말다툼이 벌어지면,

M 씨는 흥분해 버려서 자주 「죽는 게 낫겠어」라고 말했다. 심지어 가끔 이유 없이 집을 나서게 되기도 했다. 걱정하는 아들은 M 씨에게 「행선지를 말하고 나가도록」이라고 말했지만, 언제나 말없이 나갔다. 이 같은 경과에 대해, 아들은 「M 씨는 자기 뜻대로 되지 않으면 흥분해서 『죽고 싶다』라고 입버릇처럼 말했다」. 하지만, 중요한 것은, 어떤 BPSD도 혼자 살고 있을 때는 인정되지 않았던 일이고, 아들이 같이 살게 되어도 데이케어 서비스에서는 이전과 다름없이 평온하게 있었다.

치매에 걸리고 싶지 않은 M 씨의 마음을 지지하면서 "혼나고 있다"고 말하는 많은 치매 환자들이 「나 따위는 없는 편이 좋아」라던가 「죽는 편이 좋아」 등으로 이야기된다고 소개하면, 「맞아요. 죽는 게 낫다고 생각하는 일이 저에게도 있습니다」라고 말했다.

이번 자살 시도도 이런 「계속 혼난다」의 흐름 속에서 일어난 것은 틀림없다. M 씨는, 아들과 함께 있으면서 의지할 곳이 없는 것이 배경에 있고, 그 위에 "혼난다"로 빠지게 되어, 「잘못한 게 없는데」, 「자신 따위는 필요 없는 인간이다」 「죽는 편이 낫다」 「폐를 끼치고 싶지 않다」 등의 생각이 있었을 것으로 보인다.

실은, 이번 자살 시도 전날 밤에도, 아들과 말다툼을 벌였다고 한다만, 아들은 "시설에 들어갈 수 있다"라고 말했다고 한다. 그때 M 씨의 표정이 궁금했기 때문에, 다음 날 아침 수색으로 이어졌다고 했는데, "시설에 들어갈 수 있다"라는 아들의 말이 직접적인 계기가 되어, 다음 날 아침 자살 기도로 이어졌다고 생각된다. 의지할 곳 없는 치매 환자가 "혼난다"라는 스트레스에 의해서, 혼란하기 쉬운 치매 환자의 병리는 중시되어야 한다. M 씨의 자살사고는, 약을 투여하면 개선되는 것도 아니고, 데이케어 서비스에 다니고 있으면 괜찮다는 것도 아니다. M 씨가 내몰려가는 병리를 이해한 후, 적절한 대응을 하지 않으면, 다시 같은 행위가 행해져 자살에 이를 가능성도 있다. 아들에게도 M 씨에게도 "메커니즘"을 알기 쉽게 설명했지만, 아들은 M 씨의 자살을 하려고 했던 돌발적인 행동을 이해했다. 아들은, 진찰이 끝나고, 「평소에 대화하듯이 "지적"을 적게 하면 되는 거죠」라며 중얼거리며 말했다. 대응의 길이 생겼다는 안도하는 표정으로 바뀐 것이다. M 씨도, 치매에 걸려가는 나날의 불안과 괴로움을 알아준다는 기쁨이 웃는 얼굴이 되어 온화함이 증가했다. 이후에도, 엄마의 치매를 인정하고 싶지 않은 아들은, M 씨가 할 수 없게 된 것을 모르고 "지적"해 버리는 경향은 계속되었지만, 종이에 써서 전달하도록 했다. 그러나, 「대화하고 있다. 그리고 M 씨가 하고 싶은 대로 하고 있다」고 말하는 것처럼, 모자의 관계를 소중히 하여, 지적을 줄이려 노력하고 있고, 아들은 처음보다 훨씬 유순해졌다. M 씨와의 말다툼은 현격히 많이 줄어들었고, 연동하여 그 외의 BPSD도 감소했다. M 씨는 데이케어 서비스를 즐기며 아들과 평온하게 살고 있다.

## 보충 1

# 신문 보도된 치매 가족의 동반 자살의 한 예

개호 보험 제도가 시작되기 전의 이야기이지만, 1990년대 어느 해에 지방 산간부의 작은 마을에서 동반 자살 사건이 있었다. 훗날, 지역신문이 '파랑새를 찾아서'라는 제목의 초고령 사회의 문제를 다루는 칼럼에서 이 사건을 다루고, 남편이 치매에 걸린 아내를 데리고 기도하는 모습으로 분신자살을 기도한 경위를, 개호 서비스가 불충분한 가운데, 치매 가족이 간병에 지친 끝의 「비극」을 보도하고 있다.

나는 그 사건을 잊어버렸다.

우연히 반년이 지났을 무렵에 산들로 둘러싸인 어느 마을로부터, 치매에 대한 강연 의뢰가 있었다. 치매 환자나 가족의 생각을 이야기하면서, 경험담으로서 오키섬(시마네현에 위치)과 같은 외딴섬에서는 치매를 받아들이는 문화나 생활이 있고, 배회 등도 문제가 되지 않는다는, 이야기를 했다. 그리고, 산골 마을도 그런 문화와 삶이 남아 있을 테니 소중히 여겨 달라고 했다. 강연이 끝나고 현지인들과 차를 마시면서 간담회가 있었을 때, 여러분이 입을 모아 「오늘 이야기를 반년 빨리 들었으면 좋았을 텐데」라고 말했다. 그때, 강연으로 불려 갔던 그 동네가, 동반자살 사건이 일어난 마을이란 것을 알게 된 것이다. 신문 보도의 내용이나 그때 지역으로부터 이야기 들은 생활상과, 이 동반 자살 사건의 경위를 "메커니즘"을 염두에 두고 고찰해 보고 있다. 그분은 치매에 걸린 N씨.

부부 사이가 좋았던 N 씨 부부는 오랫동안 농사를 짓고 있었다. 외아들이 떠난 마을에서 살고 있었다. N 씨의 남편은 책임감이 강하고 인망이 두터운 사람이었다. 20년 이상 민생위원으로서 이 마을의 복지에 정통한 한편, 건강 문제에 대해서도 종종 현에 가서는 국가나 현의 정보를 도입하여, 집단 검진을 권유하는 등 왕성하게 활동했다고 한다.

치매에 관해서도, 치매는 성가신 병으로 치매에 걸리고 배회하면 곤란하다, 등의 얘기를 많이 했다고 한다. 치매 환자의 배회는, 도쿄와 같은 사람과 사람과의 관계가 희박한 대도시에서는 받아들이기 어려운 문제이지만, 사람들의 유대가 깊은 시골에서는 그렇지도 않다. 그러나 도쿄에서의 정보(당시에는 치매라는 '병'에 관한 정보가 대부분)가 현에 전해지고, 그 정보를 충실히 배운 N 씨의 남편과 같은 입장인 사람은, 치매를 받아들이는 문화가 남아 있는 산간 시골에서도 치매는 비참한 병으로서 배회는 곤란한 문제라고 지역 주민들이 이야기한다.

그러나, 이윽고 N 씨에게도 치매가 발병했다. 게다가 몇 년이 지나자 N 씨가 배회하는 모습을 볼 수 있었다. 남편도, 주위 사람들에게 N 씨의 배회에 곤란을 겪고 있고, N 씨가 산에 들어가는 것을 걱정하고 있었다. "노망든 사람"과 같은 치매관도 있어서 치매는 매우 귀찮고 곤란한 병이라고 생각하는 남편은, 사랑하는 N 씨가 치매에 걸렸다는 사실을 받아들이지 못한 것으로 보인다. 치매에 걸리지 않았으면 좋겠다는 생각부터 N씨에게 여러 가지 지적하지 않을 수 없었다. 자세한 N 씨 부부의 대화 모습은 모르지만, 부부의 대화는 줄어들고, 지적(꾸중)당하는 가운데, 의지할 곳이 없는 상태가 된 N 씨는, 그 자리에 있지 못하게 되어 가끔 집을 나가려고 했을 거로 생각한다.

당초 간병 피로를 걱정하는 N 씨의 남편에게 보건사나 친척이 복지 서비스의 이용을 권유했지만, 「내가 돌봐줄 수 있으니까, 충분히 간호할 수 있으니까」라고 말을 듣지 않았다. 그러나, N 씨의 배회는 전혀 멈추지 않고, 간병의 피로 속에서 세상에 폐를 끼친다는 생각이 더해진 것은 틀림없다고 생각한다. 다른 마을에 사는 장남으로부터 전화에 「병원에서 진찰을 받을까」라고 이야기를 했다. 하지만, 그로부터 며칠 뒤 일이 일어났다. 사건을 알고, 그렇게 힘든 상태였는가 하고 지역 사람들이 놀라고 한탄했다고 한다. 아마도 N 씨의 남편은, 간병 피로 때문에 상당히 심한 우울증 상태에 있었을 것으로 생각한다. 동반자살에 이르는 과정에서 우울증이 관련되어 있다는 것은 알려진 사실이기 때문에, 조기에 정신과 의료기관에 갔다면 좋았을 것으로 생각되지만, 의료도 희소한 그런 지역이었다. 치매에 대한 잘못된 인식 때문에 "메커니즘"에 빠져, 때로는 이 사건처럼 비극으로 이어질 수도 있고, 간병 살인 등도 같은 맥락에서 발생하고 있다고 생각한다. 역시 범국가적으로 "노망든 사람"과 같은 치매에 대한 시각이 해소되는 시책이 필요하고, 누구나 "메커니즘"을 알고 치매에 걸린 N 씨나 남편의 생각을 공유하고, 받아들일 수 있는 대응이 필요하다고 생각한다. N 씨의 남편이, "메커니즘"을 알았다면, 적어도 동반자살에 이르는 일은 없었을 것으로 생각한다만, 유감스럽게도 당시에는 지금 이상으로 그러한 인식이 충분하지 않아 어려웠다.

그런데, N 씨의 배회에 대해서이지만, "남편은 N 씨가 배회하고 산에 들어가는 것을 걱정하고 있었다."라는 지역의 사람의 말로부터, N 씨 자신이 「죽고 싶다」라는 생각을 지니던 것으로 보인다. 치매 환자 중에는 주위로부터 엄격한 지적(질책)을 계속 받는 중에, 「죽는 게 낫겠어」라고 말하는 사람은 적지 않지만, 아마 N 씨도 그런 말을 중얼거리고 있었을 것이다. 제 경험으로는, 치매 환자가 산에 들어간다는 것은 나무꾼이나 숯장이 등 산일을 하던 사람 외에는, 보통 없다. 배회는 오로지 길을 걷는 것이고, 배회라고 해서 산에 들어가거나 하는 것은 죽을 장소를 찾는 행위일 가능성이 있다. N 씨의 죽고 싶다는 말을 자주 듣는 가운데, 남편은 N 씨의 자살을 걱정했을 것이다. N 씨에게 배회하다 자살할 염려는, 책임감이 강한 남편의 삶의 방식으로 보아도 받아들일 수 없는 사태라 생각한다. 간호 피로가 심한 우울증 상태 속에서, 아내의 앞으로의 일을 걱정한 남편은 동반 자살을 할 수밖에 없었던 것이 아닐까 하는 의문이 든다.

이 마을 사람들은 N 씨가 배회하고 있어도 아무것도 곤란한 일이 없었다. 배회를 받아들이는 문화나 살아가기가 남아 있어서, N 씨가 배회하면, 집에 올라가서 차라도 마시고 집에 데려다 주면 좋았을 것 같다. 그걸 왜 안 했을까 하고 후회하고 있었다. 반년 전에 마을 사람들끼리 "메커니즘"을 알고 있었고, 좀 더 N씨 부부를 생각했더라면,"이라고 모두가 얘기하고 있었다.

### 보충 2

## BPSD와 공격성에 관한 고찰 ~ 특히 폭력·「돌아가고자 하는」 망상·배회

**"메커니즘"**에 빠진 결과, BPSD를 나타내는 사례는 헤아릴 수 없지만, BPSD의 위상은, 어느 정도 정리할 수 있다. 여기서 BPSD의 공격성의 관점에 대해서 고찰해 보겠다.

"메커니즘"적으로, 치매인 사람은, 주변과의 연결을 잃어버린 고독하고 외로운 사람이다.

주위의 사람들로부터 꾸중을 듣는 것은, 스트레스를 받게 된다. 그런데 치매 환자로서 꾸중을 듣는 것은, 주위의 '공격'이라고 간주될 수도 있다. 일반적으로 우리는 타인의 공격에 대해 성별이나 성격에 따라 반응 방식이 다르며, 공격에 맞서 '반격하는 행동'부터 '도망치는 행동'까지 다양한 반응을 보인다. 치매 환자의 반응 방식도 이와 비슷하다고 생각된다.

치매 환자가 주변의 공격에 대응하여 반격하는 행위로서, 공격의 대표적인 예는 BPSD로서의 '폭력'이다. 예를 들어, 폭력을 주 증상으로 내원한 알츠하이머형 치매를 앓고 있는 한 남성은, 원래 신사적이었고 아내에게 폭력을 휘두른 적이 없었지만, 아내를 때리기 시작한 이유에 대해 「(아내가) 당신은 왜 그런 이상한 말을 하느냐고 몇 번이나 주의를 주니까 화가 나서 손이 나가게 되었다」고 말했다. 공격에 대한 폭력은 가장 단순한 반응 중 하나지만, 일반적으로 남성이 여성보다 공격성이 높아, 공격에 대해 공격으로 대응하기 쉽다고 할 수 있다. 대부분의 경우, BPSD로서의 폭력은, 남성 치매 환자가 '꾸짖는' 여성(대부분 아내)에게 보이는 행동이다. 여성의 경우에도, 성격적으로 강한 사람 중에는 '꾸짖는' 남성(대부분 남편)에게 물거나 할퀴는 등의 폭력 행위를 보이는 경우가 있지만, 극히 드물다. 물건 도둑 맞았다는 망상도, 대표적인 예로는, 강한 성격의 사람이 물건을 훔쳤다고 생각하는 상대방(대부분 가장 많이 신세를 져야 하는 며느리나 딸)을 공격적으로 비난한다(사례 2, 3).

한편, 성격이 온화하고 싸움을 좋아하지 않는 유형의 치매 환자는, 주변의 공격에 대해 그 자리에서 도망치려고 한다고 생각되지만, BPSD의 대표적인 예로는 '집에 돌아 가겠다'는 망상이 있다(사례 10). 치매 환자는, 일반적으로 핵심증상이 진행되는 가운데 스스로 주장하기 어려워지지만, 그런 치매 환자 중, 적지 않은 사람들이 '집에 돌아가겠다'고 주장하는 것처럼 보인다. 이 경우 BPSD로서 가장 문제가 되는 것은, Short Stay 등 시설에 있는 사람이 집에 돌아가고 싶다는 당연한 요구로서의 「귀가 욕구」가 아니라, 집에 있으면서도 「집에 가겠다」고 말하며 집을 나가려고 하는 사람들이다. 「집에 가겠다」, 「고향에 돌아가겠다」와 같은 구체적인 장소를 말하는 경우도 있고, 단지 「돌아가겠다」고만 말하는 경우도 있다. 어쨌든 「돌아가겠다」라는 말은, 일반적으로 치유가 있는 곳으로 돌아가고자 한다는 문맥으로 사용되기 때문에, 치매 환자에게도 같은 문맥에서 사용되고 있을 것이다. 즉, 집에서 고립되고 꾸중을 받는 상황이 계속되면, 어느 순간 치매 환자에게는, 집이 더 이상 치유의 장소가 아닐 수 있다. 이런 상황에서는 이곳에 있을 수 없다, 치유가 있는 곳으로 돌아가야겠다라는 생각이 드는 것이며, 이는 공격에서 도망치고자 하는 행위이기도 하고, 의지할 곳 없는 치매 환자에게는 본래의 치유를 받을 수 있는 가족이 기다리는 장소로 도망가고자 하는 마음으로 표현될 수 있다. 또한 자신을 소중히 여긴 사람과의 연결을 찾고 싶어 하는 마음도 있을 것이다. 예를 들어, 「돌아가겠다」고 말하며 집을 여러 번 떠나려 했던 레비소체형 치매 여성은, 남편에게 「집에 돌아가겠다. 집에는 남편이 기다리고 있다」고 말했다. 남편이 「어디로 돌아가겠다고? 나는 당신의 남편이다」라고 말하자, 그녀는 「당신이 아니다」라고 대답했다. 이 경우, 남편과 집을 모른다고 (실인) 해석하는 것만으로는, 치매 환자의 마음을 이해할 수 없을 것이다. 무서운 표정으로 자신을 꾸짖는 사람은 누구인지 혼란스러워하며, 남편으로 생각되지 않고 「이곳에 있고 싶지 않다, 도망가고 싶다, (나를 소중히 여긴) 친절하고 온화한 남편이 기다리는 곳으로 가고 싶다 (돌아가고 싶다)」는 생각이 들게 된다.

다만, 「돌아가겠다」는 치매 환자는, 아침부터 저녁까지 계속해서 「돌아가겠다」고 말하는 것은 아니다. 다른 시간대에는, 남편이 온화한 표정을 지으므로, 남편으로 인식하고 지내는 경우가 있다. 그때는 「돌아가겠다」는 필요가 없다.

한편, 「돌아가겠다」는 망상은, 「돌아가겠다」며 집을 떠나려 하므로, 집에서 나가는 이유가 명확한 호소이다. 이러한 점에서, 집에서 나가는 이유가 이해되지 않는다고 여겨지는 BPSD의 배회가 있지만, 치매 환자 중에는 「돌아가겠다」는 말을 하지 않고, 조용히 나가려고 (도망가려고) 하는 사람도 있을 수 있다. 나는 주변 사람들에게 이유가 이해되지 않는 배회의 대부분은 이러한 유형의 사람이라고 생각하고 있다. 이러한 사람들도 "좋은 사람과의 연결을 찾기 위해 나가거나", 또는 안전한 장소를 찾기 위해 떠나려는 것으로 보인다.

여담이지만, 내가 경험한 배회하는 사람들 중에는, "메커니즘"에 의해 몰리며, 죽는 것이 낫다고 생각하고, 죽을 장소를 찾기 위해 집을 나서는 경우도 있었다(사례 11, 보충 1). 그러나 치매 환자의 자살 문제는 내가 아는 한 아무도 문제로 삼지 않고 있다. 앞으로는, 이 문제도 "메커니즘"을 통해서 고려해 볼 필요가 있다고 생각한다.

## 요약

치매 환자의 마음을 서술하며, 치매의 진행 과정에서 나타나는 심리사회적 특징인 "메커니즘"에 대해 설명하고, 사례를 제시했다. "메커니즘"은 일반인뿐만 아니라, 치매의 의료 및 케어를 수행하는 사람들에게 꼭 알아야 할 기본적인 시각이다. 특히 치매 환자와 가족을 자주 만나는 케어 매니저들에게는, 반드시 알아야 할 사항이다. 나는 치매 환자와 가족과의 관계에서 가장 중요한 역할을 맡고 있는 것이 케어 매니저라고 생각하지만, 안타깝게도 치매에 대한 지식이 부족한 사람들이 많다는 것도 사실이다.

한편, "메커니즘"은 치매에 대한 오해와 편견이 있기 때문에 성립하는 개념이다. 오해와 편견으로 인해 발생하는 부정적인 요소, 즉 치매가 수용되지 않는 문화와, 생활환경에서는 "메커니즘"에 빠져 BPSD가 자주 발생한다. 반면, 치매에 대한 오해나 편견이 없는 사회에서는, "메커니즘"이 성립하지 않는다. 실제로, 치매에 대해서는, 오래전부터 부정적인 이미지가 강했던 것은 아니다.

한때 '치매'라고 불리던 인지증은, 적어도 1970년대까지 일본 어디에서나, '오래 살면 치매에 걸릴 수 있다'고 여겨졌으며, 장수의 증거로 간주되었다. 그 당시에는 장수하는 사람이 적었기 때문에, 치매에 걸리는 사람도 적었다. 그러나 치매는 결코 무서운 병이 아니며, 치매에 걸려도 받아들이는 문화가 있었고, 치매 환자와 가족도 지금보다 훨씬 평온하게 생활할 수 있었다. BPSD는 적었고, 있더라도 별로 문제되지 않았다. 나는, 30여 년 전, 시마네현 오키섬에서 3년간 정신과 치료에 종사했지만, 그때까지 이런 문화가 있다는 것을 알지 못했다. 이후 조사한 오키나와현 이시가키섬에서도 비슷한 문화를 확인했다. 치매 의료와 돌봄의 선구자인 도쿄대학교 명예 교수 오이겐 선생님도 같은 말을 하셨다. 가족의 모습이 예전으로 돌아가는 것은 불가능하지만, 치매에 대한 오해와 편견을 없애고, 치매에 친숙한 문화와, 생활환경을 만들어가고 싶다.

마지막으로 언급하고 싶은 것이 있다. 최근 일본의 치매 의료 권위자인 도쿄대학교 명예 교수 마쓰시타 마사아키 선생님이, '초고령자의 알츠하이머형 치매는 병이 아니라 노화이다'라고 말씀하셨고, 이는 큰 반향을 일으키고 있다. 마찬가지로, 치매에 대해 치매 연구의 권위자인 미국의 피터 화이트하우스도 그의 저서 『알츠하이머의 신화』에서, 알츠하이머병은 특별한 병이 아니라 노화의 일부분이며, 누구에게나 발생할 수 있는 것이라고 설명하고 있다. 실제로 치매는 90대에서는 6할 이상 발생하며, 고령일수록 누구에게나 나타날 수 있는 것이다. 85세 이상의 초고령자에게서 치매가 다수가 나타나는 상황에서 이를 병으로 간주할 수 있는지에 대한 질문은 당연한 것이며, 나도 동의한다. 노화는, 즉 노망이 든 사람을 의미하며, 오래 살다 보면 노망이 드는 것은 당연한 일이다. 노망은 치료할 수 없다. 그러므로 어떻게 평온하고 자연스럽게 함께 지내며 생활할 수 있을지 고민해야 한다.

나의 최근 진료에서는, 알츠하이머형 치매를 가진 초고령자에게 「치매라고 하지 말고, 그냥 노망이 들었다고 생각하시면 된다」라고 말씀드리게 되었으며, 환자와 가족 모두가 이를 잘 받아들이고 있다. 치매에 대한 불안이 줄어드는 것 같다. 얼마 전에도 「선생님, 안심했습니다. 노망이라는 말을 널리 퍼뜨려 주세요」라고, 치매 환자의 가족 분이 말씀하셨다. 치매를 받아들이는 문화와, 생활이, 먼저 가정이라는 작은 사회에서 실현되고, 그 다음으로 이웃 사회에서, 그리고 가까운 지역 사회로 확산되기를 바란다.

BPSD의 위상

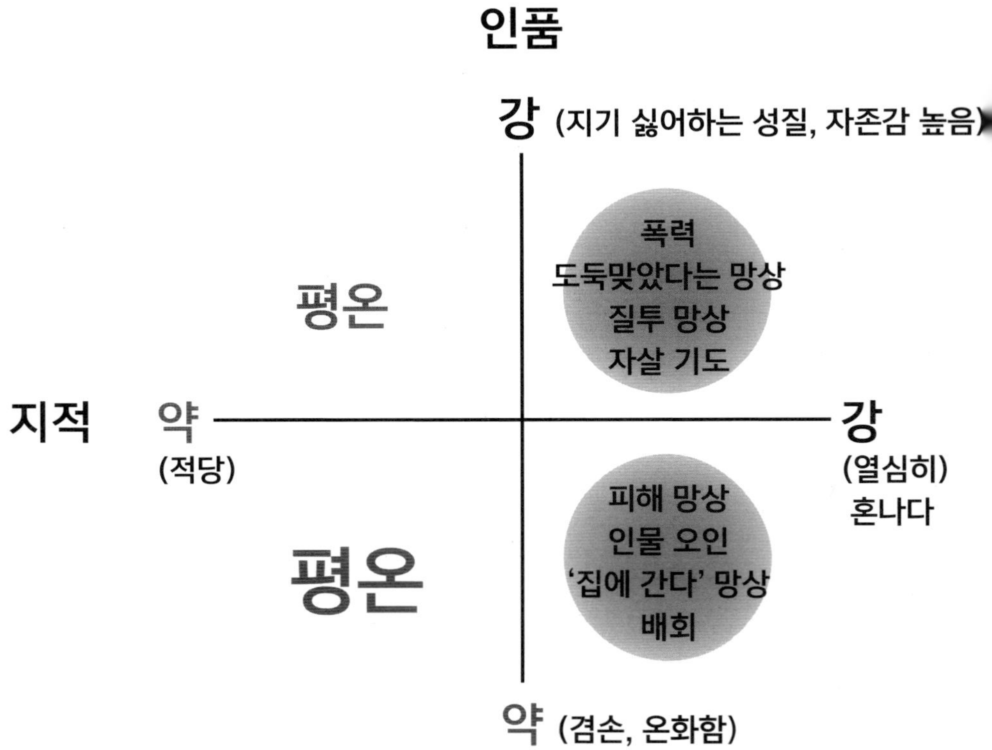
인품
강 (지기 싫어하는 성질, 자존감 높음)
폭력
도둑맞았다는 망상
질투 망상
자살 기도
평온
지적
약
(적당)
강
(열심히)
혼나다
피해 망상
인물 오인
'집에 간다' 망상
배회
평온
약 (겸손, 온화함)

## 참고문헌

'황홀한 사람(恍惚の人)' 아리요시 사와코(有吉佐和子) 신쵸사(新潮社) 2007
'치매 고령자에 대한 집단 정신 요법認(생활 재활 활동)' 다카하시 유키오(高橋 幸男) 정신임상서비스 7 2007
'치매 의료의 제상(諸相)! 정신과 치매의료의 과제와 전망' 다카하시 유키오 노년정신의학 2014
'치매가 두렵지 않은 올바른 지식과 이해에서 생기는 케어' 다카하시 유키오 NHK 출판 2014
'Dementia and the phenomenon of social deathi Sociology of Health and llness' Sweeting H, Gilhooly M, 1997
다카하시 유키오: 독거 치매 고령자의 BPSD 대처 방법 치매 돌봄 연구·연수센터 감수
'치매 지역 케어 가이드북-조기 발견부터 간호까지' 주식회사 WORLD PLANNING P138-144, 2012
'한분의 마지막(最期)' 우에노 지즈코(上野 千鶴子) 아사히신문출판 2015
'내 어머니의 인생(わが母の記)' 이노우에 야스시(井上 靖) 코담샤 문고 2012
'늙음과 죽음의 임상- 치매 지역 케어를 통해 늙음과 죽음을 생각한다' 다카하시 유키오 마음의 과학 2001
'치매노인(痴 老人)은 무엇을 보는가' 오오이 겐(大井 玄) 신쵸사 신서2008
'치매와 더불어 살아가기' 마음과 사회No. 161 마츠시타 마사아키(松下 正明) 2015
'노년이라는 바다를 가다' 오오이 겐 미주호쇼보, 2018
오자와 이사오(小澤 ) 치매노인에게 보여지는 도둑맞는 망상에 대해서 (2) 망상 생성의 역동과 구조 저신경지 99(9) :651-687 1997
다카하시 유키오: 치매 고령자의 망상 아사노 히로타케( 野 弘毅), 아보 준코(阿保 順子): 고령자의 망상 p189-101 비평사 2010

# 치매를 받아들이는 문화와 생활 만들기

초 판 2025년 9월 30일

저 자 다카하시 유키오(高橋幸男)
역 자 박상운

발행인 오상환
편집인 이은숙

발행처 도서출판 신일북스
서울시 영등포구 도림로 310-1 신일빌딩 5층
등록일 1992년 5월 14일. 제13-355호
연락처 전화 02-843-3281 | 팩스 02-841-8119
이메일 shinil@shinilbooks.com
홈페이지 www.shinilbooks.com

정 가 15,000원

ISBN 978-89-5702-547-5

◆ 저자와의 협약 하에 인지는 생략합니다.
◆ 잘못 만들어진 책은 구입하신 서점이나 본사로 연락주시면 교환해 드립니다.